オニババ化する女たち

女性の身体性を取り戻す

三砂ちづる

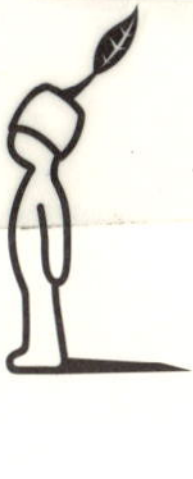

光文社新書

はじめに　オニババ化とは何か

日本の昔話には、よくオニババや山姥《やまんば》が出てきます。たとえば、山にひとりで住む山姥が、ときおり道に迷った小僧さんを夜中に襲う話があります。私の子どもたちが小さかったころ、夜寝る前に、昔話をよく読んであげていましたが、「ざらんざらん、べろんべろんと小僧さんの尻をなめた」などという表現が、子ども向けの絵本に出てきて、ぎょっとしたのを覚えています。

あれは、社会のなかで適切な役割を与えられない独身の更年期女性が、山に籠《こ》もるしかなくなり、オニババとなり、ときおり「エネルギー」の行き場を求めて、若い男を襲うしかない、という話だった、と私はとらえています。

この「エネルギー」は、性と生殖に関わるエネルギーでしょう。女性のからだには、次の世代を準備する仕組みがあります。ですから、それを抑えつけて使わないようにしていると、その弊害があちこちに出てくるのではないでしょうか。また、仕組みを使って、性と生殖に向き合ったとしても、それが喜びに満ちた経験でなければ、そのようなエネルギーは本当に満たされたとはいえません。

私は長い間、日本や外国の研究機関で、母子保健、女性のリプロダクティブヘルスといった仕事に関わってきました。そのなかでたくさんの女性と出会い、女性の性と生殖について考える機会が多くありました。そこで感じたのは、女性として生まれてきたからには、自分の性、つまり月経や、性経験、出産といった自らの女性性に向き合うことが大切にされないと、ある時期に人としてとてもつらいことになるのではないか、ということです。

表現は怖いのですが、オニババ化への道です。反対に、自分のからだの声を聞き、女性としてからだをいとおしんで暮らすことができれば、いろいろな変革をとげることができるのです。それは、成長であると同時に、とても楽しい経験でありうるのですが、今の日本では、あまり大切にされていません。

「おばあちゃん」という響きはもともとやさしいものです。なつかしくて、温かくて、何でも受け止めてもらえる。親にしかられても、おばあちゃんがよしよし、と言ってくれる。穏やかに微笑み、人生の多くの困難を越えてきた人だけが持つ、誰をも安心させる温かさを持っています。ところが、最近、やさしい、かわいらしいおばあちゃんが減りました。孫を母親と同じように、厳しい言葉でしかっているおばあちゃんをよく見ます。きつくて怖いおばあちゃんが増えていないでしょうか。

どうしてこんなふうになってしまったのでしょう。おばあちゃんたちは、穏やかに「枯れられない」何かを持っているような気がします。人間のやるべきことは、最終的には次の世代に何かを手渡していくことだと考えると、いつまでも自分のことばかり考え、周囲に苛立ちをぶつけているのは、どこかで歯車がずれているのでしょう。

戦後の暮らしで、経済的には少しずつ恵まれ、理不尽なことも少しずつ減る方向にあったはずの彼女たちの人生で、何か根本的なものが満たされていない、と感じられるのです。どうやら、今の六十代、七十代の日本の女性あたりから、性と生殖、女性の身体性への軽視が始まったのではないでしょうか。

この世代の親の娘たちは、現在四、五十代で、フェミニズムを生きてきた女性たちです。「産んでも産まなくてもあるがままの私を認めてほしい」というフェミニズムの主張は、私たちに多くの恩恵をもたらし、女性の生きる場をずっと風通しよくしてきました。親は娘がより自由に生きていくことを喜びとするものだと思いますが、六、七十代の親は必ずしもこの娘たちの得た自由を喜んでいるように見えないし、娘たちも母親になんとなくすっきりしないものを感じているようで、この世代間は、なんとなくぎくしゃくしています。女性の身体性に根ざした知恵を大切なものとして伝承できなくなると、「お互いをあるがままに受け入れられない」ことになるのではないか、とこの世代間の葛藤を見て感じるようになりました。

現代をのびのびと生きているように見える、二十代、三十代の女性たちにも、この女性のからだへの軽視がしっかりと根づいています。「別にしたくなければ結婚しなくていいよ」「仕事があれば子どもがいなくてもいいよ」という上の世代からのメッセージは、若い女性に一見自由な選択を与えているようですが、そこに、「女としてのからだを大切にしない」という大きな落とし穴があることに、あまり気づかれていません。

このままほうっておけば、女性の性と生殖に関わるエネルギーは行き場を失い、日本は何年かあとに「総オニババ化」するのではないか、と思われるふしがあります。それは女性とともに生きていく男性にとっても、けっして幸せなことではないでしょう。

この本は、性や思春期、月経、出産という、女性のからだにとって重要だと思われることについて、少し違った視点から取り上げたものです。オニババ化とは何か、女性はどのようにからだに向き合うことができるのか、について考えてみたいと思います。ちょっと怖い、でも、きっと興味を持っていただけるお話です。ぜひ、しばらくお付き合いください。

目次

第2章　月経を「やり過ごして」よいのか

一年間かけて伝えられる母の知恵
月経血を止められた日本女性
「毎月生まれ変わる」という発想
お産の達人だった日本人
上の世代の話があると不安が消える
自分のからだの声に耳をすます

骨盤底筋がたるんできた
くるくると丸めた綿花を詰めていた
八十代ではナプキンが主流に
京都の芸妓の世界——生ずきの紙
詰めた部分に意識を集める
「トイレで出さないなら、どこで出すの?」
現代にもいた「できる」女性
言語化する必要のなかった身体知

授かった命は愛するという発想
日本にもいた「早婚の民」
出産を選びとる若い女性の増加
家族の楽しみ
子育てにエロスが足りない
大人になる楽しみを教えよう
「めかけ」のすすめ?
子どもは矢にして放つものである
母親の軸がないとしつけができない
子どもはすべてわかっている存在
ブラジルでは子どもをせかさない
抱きとめられて育ったからだ
からだの欲求と援助交際
おばあちゃんも受けとめられていない
昔話が伝えていたからだの知恵
いつまでも自分のことばかりに関心がある世代
子どもは親を許すために生まれてくる
女性はからだに向き合うしかない

第1章　身体の知恵はどこへいってしまったのか

性と生殖への軽視

女性のからだの声が、忘れ去られている――、そう思うようになりました。昔から、性や生殖に関わることは、はっきりと公の場で語られることはあまりなくても、大切なからだの知恵の伝承として、的確に受け継がれてきていたものではなかったでしょうか。人生の中心となることだったと思います。

しかし今では、自分たちのからだや性や生殖といったことがらを、あまり大事なこととしてとらえていないようです。しかも、上の世代からは、そんなことは考えなくてもよい、あるいはそういったことに振り回される必要はない、というメッセージが出されているようにさえ思えます。

このような状態が、女性のさまざまな生きにくさとしてあちこちに現われてきてはいないでしょうか。男性のみなさんも、はっきりと言葉にはできなくても、女性との関わりにおいて、なんともいえない息苦しさを感じることもあるのではないでしょうか。

なぜ、からだや性や生殖を軽視するようになってきたのでしょうか。

女性のからだについて、ここ数十年の日本の状況を振り返りながら、考えてみたいと思います。

自分のからだに対する漠然とした不安

　このところ、漠然とではあっても、女性のからだがなんだかおかしい、と感じている人は増えているのではないでしょうか。

　たとえばあなたが女性なら、自分自身や友人、職場の同僚などを含めて、身のまわりで月経や子宮、妊娠、といった女性特有のことがらにトラブルを抱えている人が必ずいるはずです。またはあなたが男性なら、妻や恋人、友人などから、いろいろな不定愁訴《ふていしゅうそ》（原因のはっきりしない心身の不快感）を聞かされているのではないでしょうか。

　月経不順、子宮内膜症、子宮筋腫など、子宮関係のトラブルを持つ人は、年々増えています。また、不妊も増えています。はっきりした調査結果はありませんが、ちょっと話をすると、「じつは私も子宮筋腫があると言われました」という三十代、四十代の女性に私も多く出会っています。

　どうもみなさん、「自分のからだがこれでいい」とは思っていないようです。だからといって、どうしたらいいのかわからない。病院に行けば解決するとも思っていない……という感じです。一時的に、薬を飲むなどして、しのいでいる人もいます。共通しているのはみな、自分のからだを自分のものとしてうまく把握できていない、という漠然とした不安があるように見えることです。

たとえば、本来ならば女性は毎月決まって月経がある、というのが「ふつう」のはずなのですが、話を聞いてみると、月経が毎月くるわけではない、という人もけっこういるのです。以前から、戦争などで生活が急に変わると月経が止まる、ということは知られていました。激しい運動を続けているときには月経がない、とか、アフリカの奥地にフィールドワークに出かけている間は月経がない、という話をお聞きになったことがあるでしょう。ストレスが月経に影響するのです。

ところが今は、ふつうの生活をしている女性でも、月経が毎月こない人たちがずいぶん多くなっているようです。それだけ日常がストレスに満ちているのか、あるいは、からだのほうが、ストレスと感じる閾値《いきち》が低くなっているのか、どちらかははっきり言えませんが、なかには、月経がないと楽でいい、というような人もいます。月経は、あるとトラブルなので、ないほうがいいと言うのです。また、月経の期間には集中力が落ちて、受験のときに損をしているので、受験時には月経がぶつからないように調節したほうがいい、という話すら聞こえてきます。

しかし、月経はただ面倒くさく、つらいだけのものなのでしょうか。女性のからだにとって、マイナスなことばかりなのでしょうか。受験のときに邪魔になるから、若い人たちには月経などないほうがいいのでしょうか。からだはそんな理不尽なことを毎月しているのでしょうか。

子どもを産むのは恐怖である?

さらに最近では、子どもを産みたくない、という二十代、三十代が増えています。「痛いことは嫌だ」「仕事ができなくなる」「お金がかかる」「子どもを育てるのはたいへん、自由な時間がなくなる」などといったところが主な理由でしょうか。

なかでもまず、「痛いことは嫌だ」という思いがことのほか強いようです。お産はつらくて、苦しい。我慢できないくらい痛いものだ、というイメージが出来上がっているのです。このことは、仕事との両立など、一般に言われている原因以上に、出産を決意することへの大きなハードルになっているようです。実際に、周りの友人でひどいお産を経験している女性が多く、「耐えられないくらいひどい痛みが襲ってきた上に、おしもを切られて（会陰《えいん》切開されて）、産後も傷が痛んでしょうがなかった」「なかなか生まれる気配がないので、陣痛促進剤を使ったが、難産で何十時間もかかって、死にそうだった」などという話を、出産経験者からよく聞かされています。

このなかの、たとえば、ばっさりとおしもにはさみを入れられる会陰切開は、医学の世界では「出産時に全員に必要なものではない」といわれてはいますが、日本では初産の人には必ず行なう、という病院もまだまだ多いのです。実際のお産の痛みに加え、不必要な医療介入による痛み。お母さん同士のお産に関する思い出は、「私の経験はこんなにつらかった」という苦労自慢になることも多いものです。こういう話ばかりを聞かされていては、周りの若い女性が「私にはとても産めない」と思うのも仕方がないかもしれません。

本来、自分のからだに向き合うようなお産は、痛いながらも楽しく、気持ちのよいものです。自分のからだを使ってこんな経験ができるのか、と、目からうろこが落ちるような体験です。自分の力を生かした自然なお産をした方などは、産んですぐあとに、「ああ、また産みたい」とさえ思うようなものなのですが、そんな声は多くの女性には届いていませんし、上の世代からも伝わってきません。お産については、もう少しあとの章で詳しく見ていくことにしましょう。

産んだあとも、今の社会で子どもを育てるのはいかにもたいへんそうです。仕事も続けにくいでしょうし、続けるとしても、子どもを誰に預ければいいのかというところでまず難問にぶつかります。また、子どもが何か問題を起こしたりすれば、「母親の育て方が悪かったのだ」と言われるでしょう。先行きが不透明といわれる時代、子どもだって生まれてきても苦労ばっかりなのではないか……と、どこまでいっても、たいへんなことばかりに見えます。できれば避けたい、と思うのも当然なのかもしれません。

このように「産むこと」「育てること」に何の希望も持てないようなネガティブな情報が共有されている現在、実際に子どもを産み、育てていくということを決めるには、たいへんな勇気が必要とされているようです。現実には多くの女性が、キャリアや社会的な承認を求めて勉強したり、働いたりすることを優先させていて、「女性であること」「子どもを産むこと」には夢や希望を見ていません。

もちろん、働きながら育児ができるような環境がない——たとえば保育所の不足や勤務時間の問題、配偶者の協力が得られそうにない——という理由で子どもを産めない、との意見もまったくその通りなのですが、問題はもっと深いところにあるのではないでしょうか。

女性がそもそも女性であることに、喜びも希望も持てなくなっているように見えるのです。

女としての生活を楽しめなかった戦後世代

このように、今、ちょうど子どもを産むくらいの世代の女性は、女性であること、女性だからこそできる経験を肯定的に見ていない人が多いのです。子どもを産むこと、母親として生きることは、仕方のないこととしてとらえられていて、あまり憧れの対象にはなっていません。この原因としては、社会システムの問題もあるのですが、今、子どもを産む世代の母親や祖母である六十代、七十代の女性の結婚観、出産観、子育て観が非常に強く影響しているのではないでしょうか。

今の六十代、七十代の女性が子どもを産み始めた時期は昭和三十年代に入ってから四十年代にかけてが多いでしょうから、この六十代、七十代は完全な戦後子育て世代です。彼女たちは、それまでの世代が経験してこなかった多くのことを通り抜けてきた世代です。自分たちの母親（現在八十～九十歳以上）の世代とは何もかもが変わってしまったといっても言いすぎではありません。

日本は戦後、高度成長期に入り、生活が大きく変わりました。彼女たちは、高度成長期に企業戦士となって仕事にすべてをささげてきた男たちの妻です。「プロジェクトX」などの番組を見てもよくわかりますが、夫はほとんど毎日午前様で、仕事と付き合いに明け暮れ、妻はひたすら家を守り、子どもを育てる……という分業をこなしてきた世代です。核家族化も進み、理不尽な家父長制からは少し自由になれたように思えたでしょう。

しかし、多忙な夫との結婚生活は、夫婦の生活として見ればあまり楽しくなかったのかもしれません。猛烈サラリーマンとして経済成長を支え、無事定年退職して家に戻ってきた夫たちには、家の中に居場所がなくなっていることが多い。夫婦仲むつまじく老後を迎えている、という家庭は少ないのではないでしょうか。妻も夫も、経済的にはレベルアップした生活をしていながらも、お互いにどうも満たされていないように見えます。特に妻は、なにかというとブツブツと夫への不満をつぶやいていたりします。

そして、夫婦としての葛藤を抱えたままの生活が続いてきたこれらの世代の家庭の子どもたちは、結婚生活に対して、「自分も手に入れたい」と憧れることができなくなっています。

憧れの「病院出産」

先ほども述べたように、今の六、七十代の女性は、生活の近代化が急速に進み、自分たちの母親とはまったく違う生活を始めた世代の女性でもあります。生活の近代化と社会の民主化は、戦争という悲惨な体験をくぐりぬけた日本人が必死になって作り上げてきたものですから、それを享受できるようになったことは、この世代の女性にとっても、また、この世代の母の世代にとっても喜ばしいことであり、逆に伝統を引きずることは、それこそ理不尽なことに見えたでしょう。

しかし、やっかいな伝統と一緒に、捨ててしまった大切なものもあるのではないでしょうか。

出産に焦点を当てて見てみましょう。

それまでほとんど自宅で行なわれていた出産ですが、昭和三十三年(一九五八)には、施設出産と自宅出産が半々になります。病院でのお産は、これもまた近代化の象徴としてとてもきらびやかに見え、若い女性たちの憧れであったことでしょう。自宅でのお産よりもずっと衛生的で、安全で、やすらぎに満ちたものに見えたでしょう。

近年アメリカで行なわれた調査によると、病院出産は必ずしも、よく準備された自宅出産よりも安全とはいえない、という結果も出ています。しかしこのころの状況では、病院で産むことがとても安全に見えたことでしょう。それ以前から、お金のある人、上流階級の女性は病院でお産をしていたといいますから、ふつうの女性も「病院でお産をしたい」と思うようになったとしても不思議はありません。

昭和三十年代以降、施設での分娩は急速に進み、昭和四十年代にはほとんどの女性が病院でお産をするようになります。今の六十代、七十代の女性たちは、医療の管理のもとで子どもを産み始めた最初の世代でもあったわけです。現在は、お産の場をより女性にやさしく、快適なものにしようという試みが多く行なわれるようになりましたが、このころの病院出産は、憧れに反して、女性にとってかなりつらい思い出となっているケースが多いようです。

また、この時代は「おっぱいよりもミルクのほうが子どもがよく育つ」といわれ、女性たちはほとんど母乳育児を経験していません。「健康優良児」として丸々と太ったミルク育ちの赤ちゃんの写真を覚えてらっしゃる方もあるでしょう。

このように「出産」と「授乳」という、母親として身体的にたいへんインパクトの大きい経験をどちらもしっかりと経験せずにきていますので、この世代の母親は身体的な子どもとのつながりが希薄な方が多いのではないかと私は思っています。じつは出産や授乳というのは、からだにとって非常に重要で、しかも身体の能力を一段階上に進めることのできるような貴重な経験でありうるのですが、それがすっかり軽視されてしまったわけです。これは大切なことなので、第３章の「出産」に関するところでもう一度詳しく取り上げることにします。

娘の生き方に嫉妬する世代

さらに、この六十代、七十代の女性は、自分がすでに子どもを産んでしまってから、フェミニズムに出合っています。「産んでも産まなくてもあるがままの私として認めてほしい」「女性も社会参加を」というフェミニズムの考え方は、まだまだ理不尽な時代を生きてきたこの世代の女性にとって、やや過激に見えたかもしれませんが、まぶしい発想だったと思います。「女も結婚するだけではない、自分の思うように翼を広げてのびのびと生きていってもよい」という発想に、多くの女性が共感し、また励まされたことでしょう。

そして娘たちがこのフェミニズムの時代に生きることを、母親の世代は喜んだと思いますが、同時に、「勝手に生きていく」娘は、自分の人生でできなかったことを思い起こさせる存在でもあったでしょう。出産、授乳を通じてのしっかりした身体的つながりができていない母娘関係は、嫉妬の関係に陥りやすいところがあります。母親は娘の社会的成功、活躍を願っているようで、同時にどこか受け入れられないところもある——矛盾に満ちた母親の思いを、娘たちは敏感に感じ取っています。

このように、さまざまな大きな変化を経験した六十代、七十代の女性は、結果的にどうも

「女として生きること」「子どもを産むこと」、あるいは「結婚そのもの」に対しても、肯定的なイメージを持ち得ていない人が多いように見受けられます。

そして、その娘や孫である現在の出産世代の女性たちは、母親から「結婚しても何もいいことはない」「女であっても、経済的に自立することが大切だ」「自分でお金を稼げたら結婚なんてしなくてもよい」「子どもなど持たなくてもいい」「自分がしてきたのは我慢だけだ」というメッセージを、あるときは言葉で、またあるときは言外のメッセージとして受け取っていることがとても多いのです。

六十代、七十代の女性たちの多くは、自分たちのしてきた結婚や出産、そして夫との関係を、「楽しかった」と言いきれるようなものとは考えていないようなのです。「あんな結婚ならしなければよかった」「娘たちは出産を避けて通れるものならそうしてほしい」とさえ思っています。そしてそのような考え方は、現在の二十代から四十代の女性に見事に反映しているようです。

女性としてのからだのありようについて、娘たちに肯定的なことを伝えることができなかったこの世代。彼女たちの母親世代（現在子どもを産む世代の祖母の世代）から彼女たちに伝承されるべきであった何かが、おそらくはここで失われてしまったのです。

これは今思えば、仕方のなかったことなのでしょう。戦争を経て、戦後を担ってきた方々はみな、もう戦争はたくさんだ、けっして繰り返したくない、とかたく思われたはずです。今の眩《まばゆ》いような日本は、この世代より上の方が「なんとかあのような悲惨な事態を繰り返さないように」と身を粉《こ》にして働き、同時に戦争翼賛につながっていった伝統的な共同体のありよう、生活のありようを否定していったからこそ、得られたものなのだと思います。

その時代を経て、今があるわけですから、この世代の女性たちを批判することはとても不本意です。戦争と急激な生活の変化と近代化、急激な都市開発に、母親や祖母の世代もまたおそらくは深く傷ついているのでしょう。ただ、確実なのは、このような変化を通じて、「受けとめる存在」であった母親像が崩れてきた、ということです。

私は、女性の「他者を受けとめることのできる力」というのは、月経や性、そして出産を豊かに経験することで次第に身に付いてくるものだと思っています。ところが、それらの体験の重要性は、すっかり忘れ去られてしまいました。

からだの持つ「子育ての力」

女性として生きるためのさまざまな身体知は、親から子へと確実に伝承されていたはずです。それらの知恵は、果たしてどこにいってしまったのでしょう。

最近では、医療の分野でも、本来のからだの持つ力、というものが注目されるようになってきています。今ではさかんに、根拠に根ざした医療——ＥＢＭ（Evidence Based Medicine）、つまり、それぞれの医療行為には科学的な根拠がなければならない、ということが言われています。たとえば、お産の分野では、医療管理中心のお産よりも、自らの持つからだの能力を生かせるような、自然なお産や自然な子育てを後押しする科学的調査の結果がたくさん出てきています。

たとえば、今多くの日本の病院で、生まれたばかりの赤ちゃんとお母さんに「カンガルーケア」ということが行なわれています。カンガルーケアというのは、もともと南米のコロンビアで始まった、未熟児の赤ちゃんをお母さんのふところに入れて肌と肌をくっつけて保温する、という方法でした。このやり方は、未熟児用の保育器が十分にない発展途上国を中心に広がっていきますが、実際にこのケアを体験した母子を見てみると、母親の側は子どもへの思いがよりいっそう深くなり、子どものほうも保育器に入っていた子どもよりも元気に育つことがわかりました。

そして「肌と肌を合わせて抱っこする」というこの方法は高く評価され、アメリカでは未熟児以外の赤ちゃんにも適用されるようになったのです。日本で「カンガルーケア」といえば、生まれてすぐに、赤ちゃんの肌とお母さんの肌をふれあわせて抱っこするケアのことをいうようになっています。そしてこの方法は、日赤医療センターをはじめとして多くの医療機関に広がってきています。

子どもは生まれてからできるだけお母さんと離さないほうがよい、おっぱいは赤ちゃんが欲しがるだけ、何度でも与えるほうがいい——。新生児室に赤ちゃんを隔離し、授乳時間を決めて、そのときだけ母親と接する、という旧来の母子分離のシステムには、もはや科学的根拠はありません。

現在のこういったEBMに基づくような子育ては、どうやら昔の日本女性ならふつうに行なっていたことのようです。二〇〇三年の初めに埼玉県の名栗《なぐり》村というところで、調査をしてみました。名栗村は交通のアクセスのあまりよくないところで、今でも電車を降りて一時間以上バスで山道を抜けて、やっと着きます。

この村の八十代の方に話を聞いてみると、子どもをできるだけくっつけて、おっぱいは欲しいだけあげて……、ということはみんながほとんどやっているのです。彼女たちは、子どもはものすごくかわいがって育てたとおっしゃいます。いつもいつも抱いているか、あるいは自分が抱けないときは自分のお母さん（おばあちゃん）がおんぶして育てていた。そういう非常に密な肌のふれあいがあったようです。

しかも昔の女の人は寝るときはお腰（腰巻き）だけで、上半身は裸の方も多かったそうです。着ていたきものを全部上にかけて、上半身裸で寝ていますので、本当に肌と肌がいつもくっつくような感じで寝ていることも難しくなかったのでしょう。

子どもはもうかわいくて、かわいくて仕方がなかったそうです。お産に関して聞いてみると、この村の八十代の方たちは、お産のときは病院どころか産婆さんもいなかったので、ふつう、自分ひとりで産んでいたといいます。お産は女性のからだにとって特別でもなんでもない、当たり前のことで、お腹が痛くなると紐《ひも》とはさみを用意して、ひとりで産んでいたといいます。産婆さんは、逆子のときなど、どうしても助けが要るというときに、呼びに行ったものだそうです。

母乳哺育に関しても、何も問題はなかったそうです。食事もいい食事じゃないし、食べていたものは今と比べると本当に質素なものだったけれど、おっぱいなんかみんな出てました、おっぱいはこんなにぱんぱんに張ってたし……とおっしゃいます。今は多くのお母さんが母乳育児で悩んでおられるのですが、この方たちのころはほとんど問題なかったのです。

ところが、この現在八十代のおばあさんたちは、自分たちがやっていたことは次の世代はやっていないですよ、と言います。七十代の方たちは「ずっと赤ちゃんをくっつけて育てて……」ということはしていないのです。名栗のおばあさんによると、八十代と七十代では全然違うのだそうです。

八十代のおばあさんたちが言うには、「病気で入院したときも、八十代のおばあさんと七十代のおばあさんでは、お見舞いに来る家族の対応が違う」のだそうです。八十代のおばあさんのところにはお子さんもほとんど毎日のように来て、孫が来てもずっと離れないでいるけれど、七十代の人の家族はちらっと来たら、もう次は一週間は来ない。非常に冷たいのよ、と。それは、やっぱり次の世代は私たちみたいに子どもをかわいがって育ててこなかったからだと思うのよ、とおっしゃいます。

もちろんこれはこの村の方の印象にすぎないのかもしれませんが、少なくとも名栗において、八十代と七十代の子育てが違う、と思われていることはよくわかるように思います。

そこで「ではどうして変わってきたんでしょうか」と聞くと、八十代のおばあさんたちはこともなげに「それは病院でお産するようになったからでしょう」とおっしゃいます。家でお産してたときはこうやってずっと赤ちゃんとくっついていたけど、病院に行ったら、赤ちゃんもあっちに連れていっちゃうし、粉ミルクもあげるし、そのせいでしょう、とさらりと言われるのです。

名栗の出産子育てというのは、このように八十代と七十代でずいぶん異なります。ちょっとイメージしにくいと思いますが、今九十歳というのは大正三年（一九一四）生まれです。昭和元年（一九二六）の生まれが七十八歳です。昭和十年（一九三五）の生まれが今年六十九歳（二〇〇四年現在）なので、今の六十代、七十代というと戦後子育ての世代です。ですから戦前に子育てをした人はもう八十代になっています。子育ての仕方では、八十代と七十代とで、つまり戦前と戦後とで大きなギャップがあるのです。

「受けとめる存在」としての母親が、だんだん変わってきたのもこのあたりからだったのではないでしょうか。

心に届かない近代医療の「知識」

ところで、私たちは、からだに関する知識を誰から聞いたのでしょうか。母親からでしょうか。ほかの女性からでしょうか（男性の読者は、父親、ほかの男性と読んでもらってもかまいません）。誰かから具体的に伝えられてきていることが何かあるでしょうか。「月経の手当て、くらいは教えてもらったような気もするが、性やからだに関することはほとんどタブーのような分野で、家で話したことはほとんどない……」という人が多いのではないでしょうか。

そのように考えてみると、私たちはからだについて、上の世代からはほとんど何も習ってはいない、ということに気づきます。自分たちの持つからだの知識の多くは、世代を超えて伝えられたからだの知恵ではなく、聞きかじりの、あるいは学校や病院という施設で習い覚えた「医療」の知識なのです。

学校で行なわれた月経教育、性器の仕組み教育、避妊の教育、今ならエイズ予防教育もあるかもしれません。女性は年齢を重ねるごとに、初潮、性交、妊娠、出産、更年期……とさまざまな経験をしますが、一生にわたって、上の世代から何も伝えられることがないのが現状なのではないでしょうか。

今の四、五十代は、その親である六、七十代の母親から何も聞いていない。だから当然自分たちの十代、二十代の娘には何も伝えていないのです。これでいいのでしょうか。

あとで詳しく述べますが、赤松啓介という民俗学者がいました。彼は、柳田《やなぎた》國男《くにお》が、おそらく意識的に取りこぼしてきた、性に関する民俗を、長年の地道な調査によって研究したといわれる民俗学者でした。『夜這いの民俗学』は話題になった本ですから、覚えていらっしゃる方も多いかと思いますが、彼の研究によると、日本の多くのムラでは、おおむね十三歳を契機に、性に関する知恵を実地教育というかたちで伝承していたといいます。

それがいつのまにか姿を消したのには、いろいろな事情があったわけですから、単に「昔はよかった」と簡単に言うことは適切ではありません。しかし確かなのは、性に関することは、少なくとも数十年前までは、確実に、上の世代から下の世代に「教えられるもの」「受け継がれるもの」であったということです。そして、それらは、共同体の中でかなり重要な行事として行なわれていたのです。

今、保健医療の場では「健康教育は知識は増やすけれども、行動変容は生み出さない」と言われています。たとえば、エイズ予防のためにはコンドーム使用が重要であることは、今は誰でも知っていると思いますが、「エイズ予防のためにはコンドームを使用しなければならない」という知識を持っているということと、「実際に必ずコンドームを使用する」という行動を起こすことの間には、大きなギャップがあるのです。知っていても、やらない。つまり、知識は行動の変革に結びついていません。

医療の知識は、ほんの数年、長くて数十年、近代医療の歴史すべてを合わせても、たかだか百年程度の人間の知識なのです。このような短い時間しか経ていない「知識」は、治療の現場で、専門職の人々にとっては役に立つことかもしれませんが、人々がより豊かに生を営もうとするときには、あまり役に立てないのではないでしょうか。「知識」として覚えた医療や健康の情報は、若い人たちの心には届かず、なんだかどこかを素通りし、上滑りしているような感じを覚えるのです。

わたしたちの周りには、男性が男性に、女性が女性に伝えてきた豊かなからだの知恵があったのではないでしょうか。それをいつごろから忘れてしまったのでしょう。

病院がないと幸せになれないのか

私は「女性の保健」といわれるものに、モデルは二つあると思います。ひとつは「医療が女性のからだを管理するモデル」、もうひとつは「女性が自分のからだに向き合うようなモデル」です。

最近は「女性の健康」「ウィメンズヘルス」などという言葉がもてはやされています。「ジェンダー・スペシフィック・メディシン」(女性に特化した医療)という概念は、聞こえは良いのですが、これらはすべて、「医療がどうやって女性のからだをよりよく管理できるか」

という発想ではないでしょうか。

思春期の月経教育から始まり、次に避妊の情報を流します。その避妊の情報というのは、「どうやってコンドームを使うか」とか、「コンドームのほかにピルを使うというオプションもある」などという医療技術の使用法の話ばかりです。「女性が自分のからだに向き合っていけるように」という方向にはなっていないのです。「自分の排卵がわかるように」とか「子宮の動きに留意して」ということが言われることはありません。

妊娠すれば、まず、すぐに行くのは医療機関でしょう。医療機関で、妊娠を「認定」してもらい、健康を「管理」します。もし子どもができなければ、不妊治療に臨みます。現在不妊治療を受けている女性は三十万といわれています。不妊外来を行なっている病院の医師が、「純粋に医療的な理由で不妊の人はじつは少ないかもしれない」と言っておられるにもかかわらず、子どもができないことに、なんとか医療的解決を求めようとするのです。

出産自体も「安全性」という言葉のもとに、医療管理されます。今では、出産で病院に行くのが常識であり、産む側も医療者側も、医療管理のもとでの出産しか見たことがない人が大部分となっています。実際に妊娠、出産が女性にとってどのような経験なのか、という発想にはなりません。「医療管理」という目で妊娠、出産を見ると、すべては「何が起こるかわからない」リスクに満ちている、という認識しか持てなくなります。

そういう認識になって、もう二世代くらい経ているので、「病院以外で産んで、もしものことがあったらどうするの」という言い方が説得力があるように思われているのです。

更年期になったら、すすめられるのがホルモン補充療法です。女性ホルモンが足りなくなるから、外から補給するという発想です。

このように見てくると、女性は医療なしには幸せに暮らすことができないような印象を受けてしまいます。女性は実際には、長い時間、医療なしでも自分のからだに向き合って暮らせていたはずなのです。いったいどうなってしまったのでしょうか。

産む人と産まない人とのギャップが広がっただけ

先ほども述べました、「ジェンダー・スペシフィック・メディシン」（女性に特化した医療）という考え方は、「女性にいかにして最高の医療を提供するか」という方向から出てきたもので、アメリカのフェミニズムの運動のひとつの成果なのでしょう。

実際に、出産についても、「女性だけが痛い思いをするのは理不尽である」ということで、できるだけ痛みを感じない出産がよしとされて、アメリカを中心に硬膜外麻酔による無痛分娩が促進されました。しかし痛みを感じなければそれでよいのでしょうか。

ずいぶん前に南アフリカで行なわれた鹿を使った実験では、出産時にクロロフォルムを嗅《か》がせて「無痛分娩」をすると、母鹿は、出産後、子鹿を拒否することが多いという結果が出たそうです。出産の痛みを感じることは、重要な母と子のつながり作りに何か関係があるのではないかと思います。そもそも出産の痛みというのは耐えられないものなのでしょうか。

これは大切なことなので、何度でも言いたいのですが、じつは助産院などで自然な出産を経験した女性は、もちろん痛みも感じるのですが、「ああ気持ちがよかった、また、産みたい」と産後すぐに言うことが多いのです。出産の痛みを取り除いてしまうということは、なにかその向こうにある楽しいことへの扉を閉じることにはならないのでしょうか。

「産んでも産まなくてもあるがままのわたしを認めてほしい」というのはフェミニズムの重要な主張であり、私たちは多くの恩恵を受けてきています。多くの妊娠中絶や避妊に関する研究がなされ、社会運動が起こり、この分野ではたくさんの進歩がありましたが、逆に妊娠・出産に関しては医療管理の進展以外にさしたる変化もなく、ただ産む人と産まない人のギャップが広がっただけのように感じます。

現在、学歴が高く、仕事に就く女性たちが、「産む」ということについて逡巡するようになったことは、社会基盤の不備ということもありますが、とても不幸なことだったように思います。「妊娠中絶」「避妊」といった、世代をつないでいくためには本来は切ない、悲しい体験へのアクセスや技術的対応が進んだことで、喜んでいるわけにはいかないのです。

このような状況に対して、私が「医療に管理されるモデル」ではない、もうひとつのモデル――「女性が自らのからだに向き合うようなモデル」がある、と感じるのは、日本や外国で実際に立ち会った数々のお産の現場や、世界中からのエピソードから気づくところがあるからです。女性から女性へ、世代を経て手渡されてきた知恵はこういうものだったのだ、と感じることができるような示唆に富んだエピソードがいくつもあります。少し紹介してみましょう。

ポリネシアの驚くべき避妊法

女性はいつ妊娠するのでしょうか。当然、排卵したときに精子と出合えば妊娠するわけです。一年中ずっといつでも妊娠するわけではありません。排卵は普通二十八日から三十日に一回起こるだけです。もしも、自らが排卵したことを感じることができれば、いつ妊娠するか、いつ避妊しなければならないか、はわかります。

「避妊」ということを考えるとき、私たちの頭には「コンドーム」「ピル」など、外部から何かを使って避妊をする、いわゆる近代避妊法しか思い浮かばなくなっています。「オギノ式」という、基礎体温を付けることによって排卵を知る方法もありますが、これも「体温を測る」というからだの外からの測定方法に頼っています。しかし、排卵は自分ではわからないものなのでしょうか。

現在の国際保健の議論は、「発展途上国では、近代的避妊を知らないがために、子どもがたくさん生まれている。地球的規模での人口爆発を抑えるためには『近代的避妊法』を発展途上国にもたらすべきである」という前提のもとでの仕事になっています。発展途上国の人口抑制をあからさまに口にすることは、少し前に比べて減ってきましたが、国際協力としての家族計画プロジェクトが、近代避妊法の普及を目指していることは変わりません。

そして、この前提が疑われてきたことはないように思います。どのようにしたら、子どもを産み続けなければならない貧しい女性がピルを手にすることができるか、それがとても重要な課題でした。

近代避妊法の重要性はよくわかりますし、エイズや性感染症の予防のために、コンドーム使用が重要なこともわかります。しかし「避妊」ということについて考えるとき、人間はもともと自らのからだの状態を知り、生殖をコントロールする力を持っていたのではないか、と思われます。

あるポリネシアの島では、以前、思春期のうちはほとんどフリーセックスだったそうです。不特定多数のボーイフレンドがいる。いわゆる結婚前の性的関係が認められていたわけですが、この期間、女の子たちが妊娠することはなかったといいます。しかし「この人と結婚する」と決めたら、すぐに妊娠して子どもができたのだそうです。

この島には当時、近代的避妊法は入っていなかったにもかかわらず、的確な家族計画が行なわれていたわけです。いったいどのようにして排卵を知り、妊娠をコントロールしていたのでしょうか。

そのことに関する詳細な報告はないのですが、おそらくは「排卵を知る」ということが知恵として代々伝承されていたらしいのです。「自分のからだに注意を払う習慣がついていれば、排卵の日がわかる」ということが伝えられていたのでしょう。排卵の日さえわかれば、避妊をすればいいのはその前後数日だけ、となります。その数日間どのように性交渉をさけ、あるいは適切な性行動をとるか、ということは、パートナーとどのようにコミュニケーションができているか、の問題となります。

現代の日本女性でも、自分の排卵がわかる、という人は少なくありません。「排卵がわかりますか」というと、だいたい誰でも「わかる」と答えられる人を周囲に一人二人見つけることができるでしょう。「なんとなく鈍い痛みを感じるから、だいたい今日だというふうに漠然とわかる」という人もいるし、「今月は右の卵巣から排卵した」と秒単位で正確に排卵を認識できる人もいます。個人差が大きいですけれども、女性の話を聞いていると、これは訓練次第で感知可能な能力のように思われます。

おそらくはこういった能力は、もともと動物としての人間には備わっていたに違いありません。人類学の分野では、女性が安定したパートナー関係を維持するためには、排卵に気づかず、あたかも一年中妊娠可能であるかのようにふるまうことが必要だったため、排卵が認識されなくなった、と解釈している方もいます。その考え方にしても「もともと排卵はわかるものだったが、関係性の強化のために、わざとわからないふりをした」ということから始まっています。ですから、もともと、排卵はわかるものだったと考えてもよさそうです。

わたしたちが思春期の子どもたち、次の世代の女性たちに手渡さなければならないものは、もとよりコンドームだけではなく、いつ排卵があるのか、そしてそれにどうやって気づくのか、というようなからだの知恵なのだと思います。医療に頼って「こういう避妊法も、ああいう避妊法もある」という前に、女の子が知っておくべきことがあるのではないでしょうか。卵巣や子宮の声を聞きながら暮らす知恵をなんとか掘り起こして、次の世代に伝えていけたらと思います。

インディオは更年期を楽しみにしている

ブラジルのアマゾン森林に住むインディオは、自然と共に生きる昔からの伝統的な暮らしを今も続けている人たちです。植民地化、近代化の過程で多くのインディオの命が奪われ、伝統的生活が失われてきましたが、現在はブラジルの連邦政府の保護の下、伝統的な生活が守られるように配慮されてきています。しかし、急速な近代化がアマゾンにも押し寄せており、伝統的な生活を守ることは簡単ではありません。

私の友人にブラジル人の女性人類学者がいます。あるとき、伝統的なインディオの出産のあり方を学ぶために、アマゾン森林に調査に入りました。彼女はお産の現状を知る目的でフィールド調査を行なっていたのですが、お産自体よりも女性の閉経時のありようにとてもびっくりして帰ってきました。

彼女の入ったインディオの村では、女性は閉経するととても喜ぶというのです。これでもう妊娠しないから、子どものことは気にせずにセックスだけを楽しめる、と言っていたといいます。そういう考え方ですから、この村では閉経後にこそ女性の性活動が活発になっているらしいのです。

現代社会では「閉経すると女はあがり」で、「更年期に入るともうセックスを求めることはない」などといわれています。インディオの人たちにはこれが逆なのでした。性活動が活発になれば女性は生き生きしてくるでしょうし、生殖と離れた性を楽しむことは、また人生の違ったフェーズ（局面）を感じさせるものであるに違いありません。

実際に更年期に入ると、からだがほてったり、どうにも気分が悪かったりと、ホルモンの変調によるからだの不調をうったえる女性が多いのです。西洋社会では、女性が閉経期のホルモン変化によりよく対応できるようにと、女性ホルモンの補充療法が多く行なわれるようになっています。からだに足りなくなったものは外から補充すればいい、という考え方です。

しかしたとえばインディオの社会のように、更年期になって性活動が活発になっていると、おそらくはホルモン補充療法で女性ホルモンを補塡《ほてん》しなくても、女性ホルモンは減りにくいのではないでしょうか。性生活を活発化することだけでなく、おそらくはどこの社会にも更年期を迎えた女性が生き生きと暮らしていけるようなメカニズムが存在したのではないかと思うのです。

　更年期の女性が、特別な神事やまつりごとをつかさどったり、今までとは違う役割を担ったりする。精神的高揚を伴うような生き生きとした活動に積極的に参加してもらうことで、年齢として女性ホルモンの分泌が下がっていくころに、なんらかのかたちで女性ホルモンを活性化させる、そんな仕組みがあったのではないかと思います。

　先ほど少し述べました、民俗学者の赤松啓介氏の調査によると、日本にも、後家や中年女性が若い男子の性の実地教育にたずさわるケースが少なからずあったようです。更年期女性のエネルギーを適切に使おうとしたのでしょう。さもないと、中年女性は「オニババ」と化す、と思われていたのではないでしょうか。

「はじめに」でも述べましたが、日本の昔話には、よくオニババや山姥が出てきて、ときおり道に迷った小僧さんを夜中に襲う話があります。あれは、更年期を迎えた女性が、社会の中で新しい役割を与えられず、山に籠もるしかなくなり、ときおりエネルギーの行き場をもとめて若い男を襲う、という話だったととらえています。

　今の日本では、山に籠もるなどということはまったく現実的ではありません。後家さんが若い男の子の性の実地教育をするという仕組みももちろんありません。更年期女性のエネルギーは行き場をなくしているように思います。そんなエネルギーがうまく発散できないと、とてもつらいことになりそうな気がします。

一年間かけて伝えられる母の知恵

もうひとつ、ブラジルのインディオの村の話です。以前、ブラジルのインディオのグループのひとつであるメイナク族に関する調査のビデオを見ました。この村では、十四歳になった女の子は、通過儀礼として、村はずれにある小屋に隔離されます。そこで一人で暮らし、一年間ほかの人と会うことはありません。唯一、自分の母親だけと会うことが許されています。

その一年をかけて、ただ一人会える人である母親から、この機会にすべてを習っていくのです。ハンモックの作り方、料理の仕方、性に関すること、出産に関すること……もっともっと多くのことがあると思いますが、これらすべてが一年間かけて伝承されます。その一年が終わると、少女は髪が伸び、色が真っ白になって、小屋を出てきます。そこで部族の長が髪を切りそろえ、少女は村の中で女として認められるというのです。

この綿密に計画された知恵の伝承はどうでしょう。娘は着実に思春期以降の人生を歩むために必要な情報を受け取ります。母は娘に知恵を伝承する責任を負う。過ぎていく世代にとって、伝承していく者があるということは、大きな喜びです。それは、命は連綿と続いていく、という意識の中に自分を置くことでもあり、老いて、死んでいく、という喪失感と向き合うために必要な作業なのでしょう。

自らは物理的にこの世からいなくなっても、自分のしていたことを継ぐ人がある、と思えばこそ、安らかな気持ちで、次の世代につなげていくことができるように思います。どのような社会でも、なんらかの形で文化や、からだに関する技法を確実に次世代に伝える、という作業があったはずだと思います。急速な近代化の過程でそれらが失われてきた、ということなのでしょう。

今、母親から知恵として具体的に伝えてもらうものの何もない日本の二十代、三十代、四十代は、本当はなんだか自分の存在が頼りなくて、漠然とした不安を抱えてはいないでしょうか。また母親から何も伝えられなかった、あるいはめまぐるしく変わる社会の中で伝えられることを拒否してきた六十代、七十代のしんどさを思います。彼女たちは、娘たちの世代に伝える知恵もあまり持たない。それは意識されてはいないのですが、本当はとてもさびしいことなのではないでしょうか。

月経血を止められた日本女性

次に、日本人の女性が持っていたからだの知恵のひとつを紹介してみましょう。

今わたしたちは、月経というものはコントロールがきくことではなく、いわゆる〝垂れ流し〟状態だと理解して、ナプキンやタンポンといった生理用品を使っています。ところが、今の九十五歳以上の女性は、月経血をある程度コントロールすることができたといいます。

今の九十五歳以上の方たちが二十代から三十代だったころ、といえば、もう七十年以上も前のことです。ほとんど完全にきものの生活であった当時、女性はいわゆるパンツは着けておらず、品質のいい生理用品があったわけでもないので、月経中は、ある程度自分で膣口を締めて月経血を止めることができたというのです。しかしこの身体技法は、その下の世代にはまったく伝えられてはいません。

これはじつは日本に限らず、いろいろな地域の女性ができたことだと考えられます。グアテマラのインディオの人たちも、このような身体技法を持っていたようです。月経が始まるころになると、「子宮が満ちてくる」感じがするので、必ずわかる。そのような感じになると、ちょっと締めて、月経血で服を汚さないようにするのだといいます。

この月経血コントロールについての話は、女性のからだや性に対する意識を考える上で、大きな示唆を与えるようなことがらですので、次の章で詳細に検討してみます。

「毎月生まれ変わる」という発想

次は北部アメリカのインディアンの話です。アメリカインディアンは「月経のたびに女は生まれ変わる」というそうです。初潮があると、日本でも赤飯を炊いてお祝いをするところも多いのですが、それなりのお祝いはしても、今ではそれがどういう意味なのかと意味づけをすることはないし、なんとなく面倒くさいことが始まった、という印象のほうが強いようです。「これで女になってしまった。ああ面倒くさい」というふうに嘆息する母親を覚えている女性も、少なくないと思います。月経が面倒なことである、というマイナスの思いがこのようにして世代を超えて伝えられているのが日本の状況です。

しかし、アメリカインディアンの人たちは、初潮を迎えた女性にお祝いをして、「ああ、これであなたも毎月生まれ変われるチャンスができた、女はいつでも変わることができる、毎月、月経を通じて生まれなおしができるのだよ」というふうに伝えていって、月経を喜んで迎えるといいます。日々を生きていくことは、ときおりそれだけでとてもつらいこともあります。何があっても、毎月、月経ごとに、全部流していけるよ、生まれ変わることができるよ、という考え方は、次の世代へのやさしさに満ちていると思います。

お産の達人だった日本人

次はまた、日本の話です。二十年近く前、朝日新聞に、家族計画協会が行なった「山梨・上野原町棡原《ゆずりはら》地区においては、伝統的に出産は楽だった」という記事が出ていました（一九八六年十月十五日夕刊）。その地区に住む高齢者たちは、「みんな楽々」お産をしていたという報告です。

この記事の中では、当時七十代（現在では、すでに九十代ですね）だった女性たちから聞き取りをしていますが、長寿者はみな「お産は楽だったよ、あんなことなら何人でも産めるよ」と言っていたそうです。小柄で細い女性たちですが、最低五人、最高十三人も産みながら、事故は滅多になかったというのです。医師も産婆もいないのですが、お産のときには、自分たちで自然に四つんばいや座位の姿勢をとり、産んでいたといいます。このあたりのことは、先ほどの名栗の出産の話と同じです。

棡原地区では、医療者がいなくても、お産が不安である、というふうに伝えられてはいませんでした。お産はなんでもないよ、と言い伝えると、本当になんでもなく過ぎていたらしいのです。当時調査した医学者らも、「お産に不安を持たなかったというのが驚きだ」と伝えています。「山道を歩く、正座して暮らす、便所にしゃがむ、風呂掃除をする、しゃがんで洗濯をする」——という昔ながらの山の暮らしが、平均身長一三六センチ、体重四〇キロという小柄でも、骨盤のよく発達した身体を作り上げていったのだろう、と報告されています。

私は、海外で子どもを産みました。ロンドンで診察してくれた産科医は、「日本人をはじめとするオリエンタルの人たち（ロンドンでオリエンタルといえば、いわゆる極東系をさす。インド系がアジア人と呼ばれる）は、小柄でも骨盤がよく発達している人が多いので、西洋人よりお産は楽な人が多いよ」と言っていました。それこそ、海外の出産で不安になっていた私は、とても嬉しくなり自信が湧いてきたのを覚えています。日本人は、出産の達人だった時期があるのかもしれません。

今でもベテラン助産婦は、「助産婦が不安に思うとその不安が現実になる」といいます。気になることはたくさんあっても「赤ちゃんとお母さんにまかせよう、天にまかせよう」という気になって寄り添うことができると、実際にうまくいくことが多いのだそうです。

逆に、こんなことになったらどうしよう、こんなことが起こるのではないか、と心配しながらお産についていると、その不安が表情と態度に出ます。それは産婦さんを不安にさせます。産婦さんが不安だと、お産のために必要なホルモン体系がうまく作動せず、実際に、不安なお産になってしまうのです。女性がリラックスしていると、すべてはうまくいくのです。

医療に頼ることができなかった当時、女性はからだの持つ機能を存分に使い、自らで自らのお産を安全にしていた、といえないでしょうか。ある助産所の若い助産婦さんは言います。

「助産所は今でも何もないところです。医療機器もないし、医薬品もない。こんなに何にもないところなら、私は自分で産むしかない、と女の人が思ってくださることが一番よいことです。人間、何か立派なものがあると、頼ってしまって、本来持っているはずの自分の力は出せなくなるんですね」

医療を否定するのではなく、医療をより効果的に利用するためにも、「自分のからだを存分に使う」ということはとても大切なことのはずです。

上の世代の話があると不安が消える

この椈原地区の調査は、七十代の高齢者の聞き取りなので、現在ではこの女性たちは生きておられれば九十代です。この九十代女性の知恵、お産に関する自信に満ちた態度は、残念ながら次世代には伝わっていないのです。

しかし、この栩原地区の方ではありませんが、お産について上の世代からいろいろなことを教わったという女性の話も聞いています。その方は、現在五十代ですが、彼女は、お母さんから出産について「すべて」を聞いていたといいます。ふつう、現在の四、五十代の女性は、からだのことに関して親からは何も聞いておらず、何も伝承は受けていない方がほとんどです。月経に関しても、出産に関しても何も聞いていないからこそ、すべて医療まかせになり、医療従事者が与えてくれる情報をそのまま鵜《う》呑《の》みにして取り入れるしかなかったのです。

しかしこの五十代の女性は、出産のみでなく、料理や、病気になったときに薬として作用する食べ物など、生活全般の知恵について、母親から事細かに伝承されていたらしく、特に出産についてはとても詳細に聞いていたといいます。

たとえば、出産に関しては、「赤ん坊はすぐに生まれるものではないし、潮の満ち干きや月の動きに影響を受ける。すぐに生まれないときは寝ていなさい」などということをはじめとして、出産は「待つこと」であるということを教えられています。そういうことをずっと前から母親にいろいろ聞いていたので、出産が近づいても特に不安なこともなかったそうです。陣痛が起こって産院に行ったあとも、だいたいこんなものだろう、と落ち着いていられて、特に怖いことも不安なこともなかったといいます。そんなふうに落ち着いていたから、助産婦さんには、四人目ですか、五人目ですか、などと聞かれたりしたそうです。

彼女にとっては、母親にくわしく教えてもらっていることが当たり前だったので、たとえば同じ産院に入院している周囲の女性も、同じように母親からいろいろな話を聞いていたのだろう、と思っていたけれども、じつはそうではなくて、自分だけが特別な経験をしていたのだということがあとからわかったといいます。「みんな、何も聞いていなくて、何も知らなかったというのでびっくりしました。そんなことでよく怖くないなあと思ったものです」とおっしゃっています。出産に不安がなく、落ち着いているほど、自らのからだのシステムを上手に使えることができる、というのは前にも述べた通りです。まさに知恵は力、です。

今では、お産に関する知恵が伝承されているどころか、逆にお産は苦しい、痛い、つらい、といったイメージが広がっています。若い女性たちが出産に対して持っているネガティブなイメージもまた、母親の世代から伝えられたものだとすれば、何も伝えられていないより、余計に悪い影響を及ぼされているといえます。

痛くてつらくて、不安ならば、やはりからだのシステムはスムーズに動いてくれない。そうすると、結果として、医療システムに頼らざるを得なくなる。私たちは今、困難な悪循環の中にいるのです。

自分のからだの声に耳をすます

このような話をいろいろ聞いていますと、「医療管理ではない女性の保健のモデル」を作り上げることの重要性を認識すると同時に、漠とした不安にも陥ります。

自分たちはいったい何を伝えてもらってきたのか、また、何を次の世代に伝えればよいのか、何もわからないからです。私たちが学校の先生や母親から聞いてきたのは、彼女たちがからだをもって体験してきた経験知ではなく、生物学的・解剖学的事実だけだったのですから。これをこのまま次の世代に伝えることは、とてもさびしいと思います。

生物学的・解剖学的な医療の知識や、健康教育という名の保健の知識が、身に付かず、頭の上を素通りし、行動変容に至らないことは先ほども述べました。保健医療分野の研究は、この問題について、むこう何年も議論を続けていくことでしょう。

しかし先に紹介した、インディオの女の子やポリネシアの女の子に伝えられているような、重みのある言葉、魂に響くような言葉、日本にもあった長い時間の中で伝承されてきたことは、忘れられない知恵として残る可能性が高いのではないでしょうか。そして、このように伝承されてきた言葉は、行動変容というハードルを難なく越えているように見えるのです。

自分のからだの声を聞く態度や方法というのは、けっして本能的なものだけでなく、世代を超えた知恵として、受け継がれてきたものなのです。それが途絶えてしまった現在、女性のからだのありようというのは、とても軽視されています。ほんの数世代前までは、女性のからだに関する知恵というのは、確実に伝承されていたに違いありません。

次章では、性と生殖にまつわる女性の経験のなかから、もっとも身近な「月経」という経験について、少し前の世代に溯《さかのぼ》って、詳しく見ていくことにします。

第2章　月経を「やり過ごして」よいのか

骨盤底筋がたるんできた

この章では、女性が自分の性を意識するのにもっとも身近なことがらである「月経」をめぐる状況を、考えてみましょう。

きっかけは、五、六年ほど前に、ある産婦人科の開業医の先生から聞いた話でした。その先生の話では、従来は産後の女性や高齢女性にのみ多く見られた「尿漏れ」が、最近は若い世代でも増えてきているということでした。

「尿漏れ」にはいろいろな種類がありますが、くしゃみをしたり腹圧をかけたりしたときに、ちょっと尿が漏れるという現象(「腹圧性尿失禁」と呼ばれている)は、昔は産後や高齢者特有のものだったのですが、今では、五十代や、あるいはもっと若い女性にもずいぶん増えているようです。対応として、ちょっとしたおりもの用パッドや生理用パッドを常用している女性も多いといいます。

実際に、生理用品売り場でも、「尿漏れ用」という名前のついたパッドも売られるようになりました。商品化するほどニーズが高くなっているというわけです。出産後であるか否かにかかわらず、尿漏れを身近な問題と感じる女性が増えている原因として、骨盤底筋と呼ばれる筋肉が弱り、膀胱や尿道をきちんと支えられなくなっているから、ということが指摘されています。

この医師は、「日本女性のからだはどうなってるんでしょう。このままでは、何もコントロールできなくなるんじゃないでしょうか。九十代以上の女性は、昔は月経だってコントロールしてトイレで出すことができたといいますよ。品質のいい生理用品がたくさん出てきたことで、女性のからだはそういうものに頼りきってしまってるんじゃないんですか」と言われました。

生理用品に良いものができてきたから頼るのか、必要があるから製品が開発されるのかは、それこそニワトリが先か卵が先かのようなもので、はっきりとはわかりません。尿漏れと月経には同様の筋肉が関わっており、尿漏れと月経血のコントロールをめぐるからだの動きは、ひとまとまりにして考えられるということは想像はつきますが、今までこのようなことに関して、具体的に考えたことはありませんでした。

月経血のコントロール……。私は、いわゆる「女性の保健」や「リプロダクティブヘルス」と呼ばれる分野で国内外で仕事をしてきましたが、そんな話は聞いたことがありませんでした。私たちはトイレで用を足します。しかし、女性の月経に関しては、トイレで「用を足す」ものだとは思われてはいません。トイレで用を足すのは、トイレに行ってから出す、という調節がきくからです。月経は「コントロールがきくもの」とは思われてはいません。そんな話は、誰からも聞いてこなかったのです。

月経というのは、下で何か受けとめるものが必要で、それが無いという状況は女性にとってとてもつらい状況だろう、と当たり前のように思っていました。私は、ネルソン・マンデラが大統領になる以前に、南アフリカの黒人組織に日本の生理用品を送る、という活動に関わっていたことがありました。また、長く暮らしたブラジルの貧困地区では、「少女たちがお金がなくてナプキンを買えずいつまでも一つのナプキンを使うので、外性器の感染症が多い」といった話をとても痛ましく聞いていました。

でも、自分で自分の月経血をコントロールできるとしたら……。なんだかいろいろなことの常識が変わってしまうのではないでしょうか。月経という「毎月のこと」に向かう意識も、違ったものになりそうです。

九十代以上の女性は本当にできたのか。できたとしたら、九十代以上の女性ができて、なぜその後、できなくなったのでしょうか。

「昔の女性は月経血を調節できた」というと、聞いている女性の目の色が変わります。「え、そんなことができるんですか……」とみな驚きます。心が揺さぶられているような表情をします。おそらくこのことは、女性であることの根っこに関わるようなことなのだろうと考えさせられます。

まずは、「月経血の手当て」そのものについて探ってみましょう。

くるくると丸めた綿花を詰めていた

先ほどの産婦人科医は、月経血コントロールの話を晩年の母親から直接聞いたそうです。この方の母親は、一九九九年に九十七歳でお亡くなりになったそうですから、現在生きておられたら百歳を超えていることになります。この世代の方なら月経のコントロールについてわかるのでしょうか。埼玉県の山間部や岡山県などで九十代女性の聞き取りを始めてみました。

調べてみると、まず月経時の対応の仕方が違います。九十代の人に話を聞くと、彼女たちは、ナプキン様のものを外に当てることはしていません。中に詰めているのです。綿花をくるくると丸めて、綿球にして、中に詰めていたのだそうです。どうやら話からすると、現在あるタンポンのように奥まで詰めてひもで引くのではなくて、入り口からちょっと入ったところに詰めていたようです。

当時の女性は、きものの下に、パンツや生理帯のようなものは着用していませんでした。だから、詰めたものがときおり、道に落ちていたらしく、「そういえば、梅干のようなものが道に落ちているのを、何だろうと思って見ていました」と言うのは、今の九十代女性の子どもたちの世代、つまり七十代女性の話です。何もはいていないから、詰めていたものが落ちてしまったら道に転がっているしかなかったのでしょう。

この話をすると、「そういえば、道で落ちていたものを覚えている」とか、あるいは、「母親が手でくるくると丸めるようなしぐさをしていた、ということを思い出す」という方は何人も出てきます。「綿花を丸めたものがたくさん入ったかごがトイレに置いてあったのを見た」という子どものころの記憶を持つ方もあります。

ところが九十代といっても、現在の九十歳は大正元年生まれぐらいですから、地方にもよりますが、かなり近代的な暮らしに入ってきているところもあります。ですから小さいころからパンツをはく生活をしていた人も多いのです。

また、教育レベル、生活レベルの高かったと思われる層、たとえば、医者の家や教師の家などでは、下着を着けて脱脂綿を当てていた九十代の女性も多く、聞いてみても、月経血の調節についてはちょっとわからない、と言う方もいます。

この月経時の対応だけに限ってみても、すでに、百歳に近い人の記憶であり、何につけても早く話を聞いておかなければならない、と焦ります。この年齢の方は、身体所作として現在とは違う技法を身に付けておられたわけで、その知恵について聞いておく時間はあまり残されていないのです。九十五歳くらい、つまり明治生まれの方でないと伝わっていないようにも思われます。

八十代ではナプキンが主流に

八十代くらいの人の話になると、綿球を詰めていた、という話は出てくることはありません。みな、外から当てるナプキン方式になってきます。綿花があるときは紙を綿花でくるんで、あるいは新聞紙を芯にして周りを綿花でくるみ、「丁字帯」と呼ばれる越中ふんどしのようなかたちのものを着けてナプキンを固定していたといいますし、ほどなく「生理帯」と呼ばれるゴム製のパンツも使われるようになっています。九十代と八十代で明らかに月経の対応が異なってきているのです。

明治二十一年（一八八八）に婦人衛生会雑誌の第一号が発行されましたが、そこでは「月経の手当ては、必ず新鮮清潔のきれでつくるべきこと」、そして「膣内に紙の珠を挿入するのは有害である」と述べられています。さらに「『スキカヘシ』一名浅草紙というものを挿入するものがあるが、はなはだ有害で、治しがたい子宮病を発することが多い」と記されています。

おそらく、膣内に入れた紙の詰めものを取り忘れて放置したり、一部の残ったりしたものが、子宮頸管炎や膣炎を起こしたため、婦人科医が注意を喚起したのではないかといわれています。何らかのトラブルが何度か発生し、「中に詰めるのはやめて、外に当てなさい」という話になったのであろうことは想像に難くありません。

また、緒方正清『婦人家庭衛生学』（一九〇七年）には、「〝しのび綿〟や〝しのび紙〟といった日本風の月経時のたんぽんは生殖器の興奮性を高めるため（注…ものを膣内に入れると、女性が興奮しやすい、と思われていたのであろう）、不適切であり、綿や紙の塊を挿入せず、外部より吸収しやすきものを以て丁字帯を施すがよい」とされています。

このような指摘があったことが要因となったのか、現在の九十代と八十代の方たちの月経の手当ては異なるようになってきました。

とはいえ私の聞いた九十代の女性の話には、はっきりと「月経血をコントロールする」といった意味合いは感じられませんでした。ただ「中にちょっと詰めていた」という話だけです。しかし、女性なら誰でもわかるように、月経血を漏らさないようにするには、量が少ないときならともかく、小さな綿球一つを入り口付近に詰めるだけでは足りないでしょう。それに入り口付近に詰めるだけで「たいていは落ちることがない」という話が不思議に思えました。実際はどのようになっていたのでしょうか。

京都の芸妓の世界——生ずきの紙

ふつうの女性で九十代の方までがやっていたことならば、いわゆる、女の世界、女性の身体に関する伝承が残っていそうなところに行けば、もう少し若い人たちにもそのような身体に関する伝承が残っているのではないか。運動科学を専攻しておられる高岡英夫先生にアドバイスを受け、京都の先斗町《ぽんと》に案内してもらいました。

話を聞いたのは、フデ哉さん、という六十代後半の芸妓さんです。

想像した通り、ふつうの女性における九十代と八十代のギャップが、そこでは六十代と五十代、というふうに三十年のずれがありました。六十代の芸妓さんは、きもの姿が美しく見えるように下着は着けていません。昔の女性がしていたように、お腰（腰巻き）を着けているだけです。ところが五十代くらいの芸妓さんになると、ふつうの現代女性と変わらず、下着を着けているのです。

月経の手当ても六十代と五十代で異なっていたということでした。今六十代の芸妓さんは、下着を着けていないので、月経のときはやはり外に当てないで、中にちょっと詰めていたということです。詰めておられたのは「生《き》ずきの紙」というのを丸めたものです。下着を着ける五十代の人になると、現代女性と同様にしておられたようで、やっぱりナプキンを外に当てていました。

「生ずき（生漉き）」というのは、「楮《こうぞ》、三椏《みつまた》、雁皮《がんぴ》」などの木の皮の線維だけを原料に、ほかのものを混ぜないで紙を漉《す》くことを意味しており、「生ずきの紙」とはもともとはそのような上質な和紙であったと思われます。

現在は純粋な和紙ではありませんが、とても丈夫で吸水性に富む、薄く美しい紙です。祇園近辺の文房具屋で売っており、昔のトイレで使っていた落とし紙のように、積み重ねた状態で売っています。紙を積み上げた高さが二〇センチくらいあるものを、安いもので三千五百円、高いものだと五千円以上の値段で売っています。前述の「スキカヘシ」（＝「漉き返し」……反故《ほご》紙などを水に浸して漉いて、再利用した紙）の紙はこの系譜か、とも思います。

芸妓さんは、この生ずきの紙を、いつもふところに入れておられます。これをお懐紙《かいし》として使ったり、ちり紙ありませんか、と言われたら、ちり紙としてお客さんに差し出したり、あるいは、ちょっとしたお金を渡すときにひねって渡したりされるそうです。いろいろな用途に使われるマルチユーズの紙なのです。いかにもはんなりとして美しく、芸妓さんの手元から差し出されるにふさわしい趣《おもむき》があります。

この生ずきの紙を手のひらで揉《も》んで、くるくると丸める。そうするとたいへんやわらかな球状のものが出来上がるので、その周りに、あれば綿花を少し巻いておきます。そうして作った綿球をあらかじめいくつも作ってためておくのだそうです。使うときには、乾いたままだとちょっと入れにくいので、口で少しだけ舐めておきます。

入れる場所も、先の九十代女性の話と同様、あまり奥には入れません。入り口からせいぜい人差し指の第一関節までのところに入れます。現在のタンポンは、ひもがついていて、かなり奥の、感覚のない部分にまで入れるように作られています。タンポンは、「入れてしまうと忘れてしまうくらい快適」であるという謳《うた》い文句で登場していましたが、生ずきの紙の場合は逆です。「何か入れている」という感覚のある部分でとめているのです。

この状態で一、二時間は大丈夫だそうです。量が多いときは、綿球を二つ入れたりすることもあります。トイレに行くたびに、しゃがんで、腹圧をかけると、入り口付近にある綿球は、簡単に、ぷっと出てきます。そして、新しいものと交換するのです。

詰めた部分に意識を集める

ここまで聞いている分には、芸妓さんの言葉のなかにも「月経血を調節している」という言葉は出てきません。ただ、同席しておられた前述の高岡氏が、「これはコントロールしている、ということと同じことだね。綿球が出てくるとき経血もたくさん出ているかどうか、聞いてみるといいのではないか」とおっしゃいました。

聞いてみるとその通りで、トイレに行って腹圧をかけ、綿球を出すと、その後どっと経血が出るというのです。つまり、生ずきの紙を詰めている部分で意識して、コントロールしているのです。生ずきの紙は、単に、「ふた」として機能しているのであり、現在のタンポンのように、経血を全部吸収することが目的なのではありません。入っている、という感覚のあるところだからこそ、意識して締めることができます。生ずきの紙はまさに、「気づき」の紙、として、機能しているのです。

九十代女性がやっていたことは、じつはこういうことだったようです。小さな綿球ではもたないのですが、そこに意識を集めることによって、身体を引き上げ、締めることができるのです。

生ずきの紙を入れていると、意識するので、落とさないように歩かなければなりません。芸妓さんにこの実践を聞いた後、日本舞踊をよくする友人は、「生ずきの紙を落とさないようにして歩くということは、踊りの歩き方と同じだ」と言っていました。股を引き上げるようにして、腰を入れて、下半身は安定させ、上半身はゆったり力が抜けている、すり足のような歩き方です。これは、日本女性が昔から行なってきた身体所作と密接に結びついているに違いありません。

このように歩くと、「小またの切れ上がった」姿勢が自然にできていたわけでしょう。

「トイレで出さないなら、どこで出すの？」

その後、九十代の女性で、とてもはっきりと月経血コントロールについてお話ししてくださる方にも出会いました。驚くことに彼女は、初潮を迎えてから三十代初めまで、綿球も、紙も何も詰めたことはなかったそうです。もちろん、きものの下に下着を着けていたわけではありません。

母親や目上の女性からはつねに「粗相《そそう》をしないように気をつけなさい」と言われていたそうで、気をつけていれば、なんとなく「気持ち悪く」なって、月経血がたまって出そうになるのがわかるので、急いでトイレに行くようにしていたそうです。量が多いときは「しくじらないように」一時間か一時間半おきにトイレに行かなければならなかったといいます。職場は女性がたくさん働いている料亭などが多かったため、トイレは、小用のみではなく、月経のために混み合っていたのだそうです。

彼女は、腹圧をかけてトイレで「悪い血を出す」のは健康を保つためにとても大切なことだ、との考えを語ってくれました。こちらが、現在の女性は、トイレで血を出す、ということはできなくなってるんですよ、と言うと、「トイレで出さないのなら、どこで出してるの？」と逆に驚くのです。今の女性は血は垂れ流していて、トイレにはナプキンを替えるためだけに行くのですよ、と言うと、「いい受け皿があるからといって、ちゃんと出さないでいるとからだに悪いですよ」とおっしゃるのでした。

彼女の話を聞いていると、月経血コントロールとは、がんばってどこかを「締める」というわけではなく、要するにただ単に「気をつけておく」ということだったということがわかります。お小水をがんばって締めて止めようとはしないように、自然にたまってきたらわかる、という程度の意識の問題だったようなのです。

現代にもいた「できる」女性

この「昔の人は月経血を調節できた」という話をし始めると、周囲からさまざまな反応があります。その声を聞いているうちに、現代にも「月経血をコントロールできる」という女性がいることがわかりました。自分の現在の経験を語ってくださる方もいます。

たとえば、ある三十代後半の女性は、次のように話してくれました。

「月経をコントロールできる、というとちょっと違うのではないかと思います。というのも、長時間トイレに行かないと、やはり汚してしまいますから。量が多いときには三時間おきくらいにトイレに行って、ちょっといきむ感じで下腹に力を入れて、できるだけトイレで出してしまいます。普段、仕事では座っていることが多いのですけれど、座っているときはほとんど出ませんよね。立ち上がるときにどっと出ますから、そこで出ないように意識しています。下腹部に神経を集中させて、締めている、という感じです。三時間おきにトイレに行けば、まず失敗することはありませんね。

生理中はずっと、かなり意識しています。トイレまで、何とかもたそう、としているのですね。ただナプキンはしています。いつ何時トイレに行けない状況になるかもしれないし、外出することもありますから。夜中はもちろん意識はしていませんが、ナプキンが汚れることはあまりありません。意識していないのですから不思議なのですが。

だから、ナプキンは、使ってはいますけれども少しの数で済んでいます。朝、昼、夕と、あとは寝る前の一回くらいです。一応替えてはいますが、そんなに替える必要もないくらいです。

お風呂なども大丈夫ですね。ふつう、放っておくと湯船から出たり、お風呂から上がってからだを拭いていたりするときに出てしまったりしますよね。あれが嫌だなと思って、気を使うようになりました。

じつは生理中だけではなくて、普段も常に下腹を締めるようにしているんです。お腹が出るのは嫌ですからね。モデルさんみたいにスタイルを気にする人は、きっといつでもそうして気をつけているのでしょうから、そういう人たちもみんな同じようなことができるのではないですか?

ぴしゃっと正座する、という感じで座るときは、お腹に力を入れないと座れないですから、正座は好きですね。歩くときも、からだは力が抜けていて、下腹は締めて姿勢よく歩く、ということを意識しています。お尻のほうもいつも締める感じを保つようにしています」

この方のおっしゃる「トイレで出す」ということがこの章で取り上げている「月経のコントロール」だと思うのですが、本人はそのようには自覚していません。ほかにお話してくださった方たちも同じで、やっている人はみな、漠然と「誰でもしていることだろう」と思っているのです。「え？　みんなできないんですか？　当たり前のことだと思っていました」とか、「こんなことに興味を持って誉めてもらえたことなんかなかった」などと半ば戸惑っておっしゃったりします。もちろん、母親あるいは祖母から聞いて覚えた、というふうな、上の世代から伝えられた知恵というわけではないのでした。

ただ、ひとりだけ、親から教わった、という方もありました。その女性のお産を介助した友人の助産婦から聞いた話です。お産のときにその女性は、助産婦さんから「とても上手ね」と誉めてもらったことを思い出し、「私がもしもお産のとき上手だったとしたら、それは、母から月経血を止めて、コントロールする、ということを習っていたからだと思います」という手紙がきたそうです。

また、月経血をコントロールできる方たちは、みな「夜は問題ではない」と言います。ふつうならば、昼間は意識しているから止められるけれど、夜は意識していないからうまくいかないだろう、と考えるのですが、どうやら、からだはとても賢いので、昼間できることならば、夜は意識しなくても、からだのほうが勝手にやってしまうようなのです。これは、よく考えるとお小水の場合でも同じですね。朝起きて「あ、たまっている」という感じでトイレに行って出す、というふうになるようで、夜はほとんど汚すことはないのだそうです。

また、先ほどの「トイレで出さないならどこで出すの」とおっしゃった九十代の方の若いときの場合は、夜中にも気になって自然と目が覚めて、トイレに行っていたということで、ほとんど「しくじることはなかった」と言います。そう考えると、あのおむつのように大きな「夜用ナプキン」はいったい何のためなのでしょう。

言語化する必要のなかった身体知

ところで、現在月経血をコントロール「できる」女性たちが、いつからこのようなことができるようになったか、というきっかけについて注目してみると、親から伝えられた知恵の伝承というよりは、何か個人的なきっかけがあってということが多いようです。

「高校生のころ、とにかく月経過多でつらくてしょうがなかったのです。授業の一時間ももたなかったりしました。婦人科にも行きましたが、とても嫌な思いをしましたし、薬を飲むのも嫌でした。ですから、自分で何とかとめようと思ったのです。スポーツが好きで、ヨガもやりました。ヨガでは呼吸法や骨盤底筋の調節をやりますから、十七、八歳でほぼ月経血を調節できるようになりました」（五十代女性）

「私は看護婦をしていたので、ずっと立ちっぱなしで、行きたいときにトイレに行けるという状況ではありませんでした。ですから行けるときに出しておいたほうがいい、と思うようになって出すようにしていたら、自然とできるようになりました。中学生、高校生のころは、もっと量も多かったように思いますし、今思うとあまりできていませんでした。二十五、六歳くらいのときから、ほぼできるようになったと思います。でも、みんなこのようなものだと思っていました。こういうことって、意外と友達にも話しませんよね」（三十代女性）

おそらく、九十代の女性も同様だったのでしょう。自分にとってはあまりにも当たり前のことで、それほど言語化する必要のない身体所作だったのだろうと思います。上の世代からの「気をつけなさい」「しくじらないようにしなさい」というひと言で、からだが自然に対処していたというふうにしか思えません。

ただ、この年代まではそれでも伝えられていたのに、次の世代になるとまったく伝わっていない、ということは、それまでは言語化されなくても必然的に伝わっていかざるを得ないような生活環境・文化環境に身を置いていたのが、ある時期から生活様式が激変していったことによって、伝承の必要がまったくなくなってしまった、ということなのでしょう。

なぜ九十代から次の世代に伝わらなかったのか

なぜこの九十代の母から七十代の娘に伝わらなかったのかを具体的に考えてみましょう。

まず生活が急速に近代化しました。生活自体が大きく変わったのと同時に、先にも述べましたように出産も自宅出産から施設出産へと移行しました。女性の生殖にまつわることがらが、急速に医療や医療品に頼り始めた時代です。

そしてさらに、「きもの」という生活様式が捨てられ、洋服で過ごす洋式の生活が中心になってきました。きものというのは、じつはからだ全体をゆるめ、骨盤底が自然にすっと引き上がるような姿勢が自然にとりやすい衣服です。きもの中心の生活をするようになるとよくわかるのですが、きものを着て美しく見える姿勢は、月経血コントロールができるような身体性を基礎にしているのです。

衣服以外の生活様式も洋風に変わります。京都で生まれ育ってきた友人は、正座するときは、「おいどをしめなさい」、正座を崩すと「おひしがくずれますえ」と言われて育ってきたといいます。「おいど」というのは関西方言で「おしり」のことですが、現実には「おしり＝おいど」ではありません。「おいど」のニュアンスは、女性外性器の後ろ側あたりをすべて含む感じになります。「おいどをしめなさい」は、だから、肛門だけを締めるのではなく、子宮、膣、外性器全体をきゅっと引き締めるようなイメージだと思います。

「おひし」というのは、女性性器をあらわす美しい上方言葉です。ひな祭りの菱餅は、「おひし」の菱なのだそうです。女性の性器を何と呼べばいいのか、ということが話題になったこともありましたが、わたしたちの文化は、こんなに美しい言葉を持っていたのだな、とあらためて思います。「おひしがくずれますえ」は、品があり、凛《りん》とした言葉です。淫靡《いんび》さ、猥雑《わいざつ》さが微塵《みじん》もありません。

私たちはこのようにして、幼い子どもたちを教育し、身体のトレーニングを行なってきたのです。しかし時代とともにきものが消え、ちゃぶ台が消え、正座の生活が日常生活から消え、女性の身体能力は徐々に低くなっていったと思われます。

女性性の中心軸を作る

正座する女性はきゅっと下腹部が締まり、「おひし」がきれいに菱形に保たれていたことでしょう。足を崩すと文字通り、菱形がぎゅっと崩れるのが感じられるような気がします。正座をする民族は多くはないと思いますが、日本人の正座は、じつはからだをゆるめて骨盤底を引き上げ、身体の中心軸を作るような日常的トレーニングだったわけです。

前述の高岡先生がおっしゃっていますが、センターが形成されると、身体に軸ができて、心身共にぶれのない人間になっていくということです。その感覚は、月経や生殖、妊娠・出産という女性性の核とも言うべき経験を積み重ねることによって、次第にゆるぎないものとして確立されていくものだそうです。つまり女性は男性よりもずっとセンター感覚を身に付けやすくなっているといいます。

このような観点から見ても、月経という毎月の経験を、意識的に過ごすということは、とても大切なことだといえます。垂れ流し状態の現状は、月経を無意識的にやり過ごしており、とても「もったいない」ことです。

また、鼻緒のある下駄やぞうりを履くと、足指の股が圧迫され、踏ん張るような形になります。この踏ん張るような姿勢がからだを引き上げるのに都合の良い姿勢のようです。「からだを締めて月経を止める？　それは下駄やぞうりを履かないと難しいですよ」という高齢の方の意見も聞きました。

日本人女性は普段の生活のなかで、自らのからだをより良く使う所作を身に付けていたのでしょう。だからこそ、ことさらに言語化しなくても、ちょっと「気をつける」だけで月経血が調節できるからだだったのだと思います。

前述の高岡英夫先生の主宰される運動科学研究所の「大和撫子のからだづくり教室」というコースで、「月経血をコントロールできるからだづくり」のトレーニングが行なわれるようになり、月経血をトイレで出せるようになってきている女性は、最近私の周りにも増えています。彼女たちの話を聞くと、月経のたびに意識するようになったことで、同時に月経をいとおしむような気持ちが生まれてきたといいます。

女性のからだの豊かさを示す出来事を、毎月鬱陶《うっとう》しいものとして過ごすよりは、もしくは無かったことにして垂れ流しにしてやり過ごすよりは、ちょっとだけでも気をつけることで、意識が変わってきます。それは人生への姿勢をも変えるような肯定的な出来事、ともいえるのです。

第3章　出産によって取り戻す身体性

「痛くてつらい出産」はどこまで本当か

この章では、女性の性と生殖経験の核ともいえる、出産について考えてみましょう。

出産は、女性が自分のからだと向き合うもっとも重要な契機になるような経験です。近代化や医療化によって重要視されなくなってきた女性のからだですが、出産の場にはまだまだ女性が自らのからだとしっかり向き合う機会が残されています。

非常に豊かなお産を体験した女性は、お産の前と後では人が違うのではないかと思うくらいに変革をとげます。お産を通じて自分のからだと向き合えば、非常にインパクトのある経験として、女性の人生の核となります。それは人間の根っこになるような経験ともいえます。あとで詳しく述べますが、自分はひとりではなくて、自然とつながっていて、そこから力が出てくる、ということを感じさせるような経験です。男性は簡単には経験できないような本質的な体験といえるでしょう。

そしてそのような経験は、少し前までは、ふつうの女性が、人生においてみな通過していたことではないでしょうか。しかし今では、出産がそういった変革につながるような、貴重な体験であった、ということが、すっかり忘れ去られています。本来は女性にとってとても豊かな経験でありうる出産を、十分に自分のからだを使って経験し堪能できていない、ということが、女性たちの人生全体に影響を与えているように感じています。

すでに少し述べましたが、今のお産をめぐるイメージはとてもつらいものです。

日本では今、ほとんどの出産が病院施設で行なわれていることは第１章でもふれました。医療施設で行なわれていますから、「なんとなく安心」という雰囲気があります。妊娠したら、まず、病院へ行く。そこで言われる通りに検査をし、その後は出産まで定期的に通って、産ませてもらう、という感じが多くなります。出産とはどんな経験なのか、出産のときにどういうことが起こるのか、医療の側からどういうことをされるのか、という説明は十分でないことも多いのです。

そして、お産といえば、多くの人が、次のような光景を思い浮かべるでしょう。

急に女性が激痛に苦しみ始め、病院に運ばれる。家族は分娩室の外ではらはらしながら待っている。そこに産声が聞こえ、みんな安堵《あんど》して喜ぶ……といったものです。

テレビで何度も見たことのあるこのような光景は、出産の場のイメージとして定着しています。お産といえば、急にお腹が痛くなって、病院に行くもの。母親にとって、出産は苦しいもの、痛いもの、たえられないほどつらいもの。赤ちゃんにとってもつらく苦しい体験で、生まれてきたら大声で泣かなければならない。産むために、そして生まれるために、難行《なんぎょう》苦行《くぎょう》だけれども我慢しなければならない、というイメージです。

しかし、ふつう、お産のときに急に激しい痛みが襲ってくるわけではありません。最初はちょっと定期的にお腹が張るくらいで、これが陣痛かしらとわからないくらいのものが、徐々に、時間をかけて強くなってくるものです。その間に、女性はいろいろな準備をしたり、もちろんお風呂に入ったり食事をしたりすることもできます。テレビで見るようにウッ、といって、急に始まるものではないのです。

赤ちゃんも、自然なお産では、泣かないことが多いのです。肺呼吸にうつる瞬間に、声をあげることはありますが、つらそうに真っ赤な顔をして叫ぶように泣く、というのは、自然に生まれたばかりの赤ちゃんの姿とは少し違います。考えてみれば、野生の状態で生まれてきた赤ちゃんが大声で泣けば、周囲に存在が筒抜けで、とても危険ではないでしょうか。自然なお産は、本来は静かなものです。

現代の若い女性に出産を避けようとする方が多いことは第1章で述べましたが、一般に広まっているイメージが「泣いて、叫んで、苦しんで」というものですから、「よいイメージを持て」と言っても無理なのだと思います。若い女性が「お産は怖いから嫌」と言うのも当たり前でしょう。なぜわざわざ、死にそうな痛みに挑まなければいけないんだ、という気持ちにもなります。また男性の側にも、結婚して子どもも欲しいけれども、妻がお産が怖いと言っているから無理はさせたくない、という人もいます。一緒に暮らしていれば、それがもっともな気持ちなのでしょう。

どうしても子どもができず、不妊治療と向き合う女性が三十万人と言われる一方、お産は怖いからしたくない、という女性も確実に増えているのです。今の出産世代の女性たちの母親も、「産むことは楽しいよ」「とても貴重な経験だよ」というメッセージを伝えられるような出産を経験していないのです。

私の友人の産科医は、看護学校の若い学生に講義をするときに、「出産についてどういうイメージがうかびますか」と聞くと、「痛い」「苦しい」「怖い」ばかりなのだそうです。医療について興味があるであろう看護学生ですらそうなのです。これはお産に限りませんが、初めから「苦しい」「つらい」と思っていると、だいたい苦しく、つらいことになります。「苦しい」「怖い」と思うだけで、からだは硬くなり、緊張してしまうからです。

出産は本当に、そのように痛くて苦しいだけのものなのでしょうか。長い長い歴史のなかで女たちは子どもを産んできた。それが痛くて苦しいだけのものだったら、人類はここまで続かなかったのではないでしょうか。

中高生に植え付けられた「股を切られる恐怖」

わたしの勤めている女子大で、講義のおりに、出産の話をしました。これも前に述べましたが、出産のときに「おしも」にはさみを入れて切る「会陰切開」は、世界保健機関（WHO）によると全員に行なう必要はまったくない、とされています。ところがどうも、初産のときには全員「会陰切開」を受けなければならない、という情報が、学生たちの間に普及しているようなのです。

講義のあとの感想には「高校生のときに、初めてのお産のときは全員が会陰切開をしなければならないと聞き、ゾッとした。そんなことをしなければならないのならば子どもは産みたくないと思った」「中学生のときに保健の授業で会陰切開は全員がやらなければならないと聞いていて、そんな考えるだけで痛いようなことは嫌だと思っていたが、全員必要ではないと聞いてほっとした」などという言葉が並んでいました。

中学校や高校で、このようなまちがった知識を教えている理由はいったいどこにあるのかわかりません。こんなことでは、若い人たちがますます子どもを産みたくない、と思うのも仕方がないと思えました。

日本の病院のなかには、科学的な根拠もないまま、初産婦全員に会陰切開をする病院もあります。女性の側も「そのようなものなのだろう」と受けとめていることが多いということも、とても大きい問題ではないでしょうか。講義を受けた学生も、講義を聴かなければ、「出産とはそういうものだ」と思いこんで、出産しないことにするか、あるいは出産することになっても、会陰切開は当然なものだ、と受け入れてしまっていたでしょう。

会陰というのは、もともと非常によくのびるようにできています。多くの病院では「切開しないとひどく裂けてしまう」ので切開を行なう、と説明されているようです。しかし、自然なお産を目指す助産院では、赤ちゃんが出てくるときに会陰が大きく裂ける、ということはほとんどない、と言います。裂けてもほんのちょっぴりで、しかも自然に治るのです。

女性全員に会陰切開をしようとすることは「現代の女性性器切除」とさえいわれています。

また、問題は会陰切開だけではありません。お産をするときに仰臥位《ぎょうがい》と呼ばれる仰向けの姿勢にさせられることがまだ多いのですが、その体勢では、重力を利用できないし、背中の血管を圧迫してしまい、赤ちゃんに酸素がいくのが妨げられるので、お産にふさわしい姿勢ではない、という科学的根拠があるのです。からだを起こした座位、半座位、などのほうが出産には向いているのですが、まだまだ仰臥位でないと、お産ができない施設もたくさんあります。

自分のからだにどういう可能性があるのか、どのようにすればもっとも効果的にからだの持つ力を使えるのかということを考える姿勢があれば、出産のときも「近所の病院、大きな病院におまかせ」ということにはならないでしょうし、全員に会陰切開、というような科学的根拠のない理不尽な医療介入も無批判に受け入れることはないでしょう。

しかし自らのからだについて何も考えないままでいると、不必要な医療介入も黙って受け入れてしまいます。多くの女性は、「病院におまかせ」で子どもを産むことにほとんど何の疑問も抱いていないのではないでしょうか。

医療を「水のように」享受する危険性

もともとお産は、世界のどこでも、地域の中で行なわれていました。女性は自分の地域で文化的・社会的に守られて、その文脈の中で子どもを産んでいたのです。

危ないこともちろんあったとは思いますが、少なくとも、その地域の産婆さんがいたり、知恵のある地域の女性がいたりして、それらの人々の介助を受けたり、あるいはいろいろ教えられてひとりで産んだりといったお産をしていたわけです。第１章でお話ししましたように、埼玉県の山間部でも、ついこの間までお産はひとりでするものだったといいます。

それが五十年ぐらいの間に、近代化が進むと同時に、お産が医療の一部に入ってくるようになりました。今では、お産は病院などの大きな出産施設で行なわれるのがふつうになって、お産は自然で文化的な営みというよりは、医療行為であるととらえられていることが多くなっています。

世界保健機関（ＷＨＯ）ヨーロッパオフィス元母子保健部長だったマースデン・ワグナー博士は、この「医療行為の中の出産」ということを「魚は水が見えない」というふうに表現しています。水の中を泳いでいる魚にとっては、自分の周りにある水はあって当たり前のものでしょう。特別なもの、と意識したりはしません。

今、世界中でお産の医療化が進み、医療はお産にとって、まるで魚にとっての水と同じくらい、あって当たり前のものになってしまったから、誰も医療という水を意識しない、というのです。つまり、現代人は、医療がなかったころのお産を想像することもできない、というのです。

医療による出産のトレーニングを受けた人たちは、女性が医療なしで出産ができたということになど、思いも及ばないのです。ワグナー博士は医師ですが、デンマークで助産婦による自宅分娩に立ち会う機会がありました。そこで、まったく医療の介入しない自然なお産に出合います。そのとき初めて、自然なお産の持つ力強さや、女性の産む力、赤ちゃんの生まれる力に圧倒され、「医療トレーニングを受けてきた自分は、お産がこのようなものであるということをまったく知らなかった」と気づくのです。

私たちは今、みな、この「水を意識しない魚」になってしまってはいないでしょうか。

日本に助産婦が残った「幸運」

日本でも昔はみな、産婆さんを呼んで自宅出産をしていました。前にも述べたように、一九六〇年ごろにちょうど自宅出産と施設出産が半々になりました。ですからそれ以前の、一九二〇年、三〇年、四〇年代はまだほとんど自宅出産で、産婆さんが取り上げていた時代です。それが、六〇年ぐらいからちょうど半々になったあと、急激に施設化の波が進んで、今はもうほとんどのお産は施設で行なわれています。

ただ、日本の場合は今でもまだ、助産婦の開業する「助産所」というところが全国に三百くらいあります。もちろん三百の助産所のなかにもいろいろあって、女性の産む力、赤ちゃんの生まれる力を存分に生かすような助産所もあれば、ミニドクターのように、助産所で使うことは認められないような医療的処置を行なうところもないわけではない、と聞いています。

ただ、このように助産婦が自律的な開業ができるところは世界的にもまだ多くはありません。助産所は日本全体のお産の一％くらいしか扱っていませんから、多数派ではありませんが、逆に三百も残っている、というふうに見ることもできます。多くの国では、近代化の過程で、「産婆」という職業は全部つぶされるか、あるいは「助産婦」「看護婦」という職能にして、病院などの施設の中でドクターを助けるように組み込まれていき、お産をとりあつかう自律的な職業ではなくなっているのです。

たとえばアメリカ大陸では、北米においても南米においても、産科医の力が非常に強かったことなどが原因で、助産婦という職種を一度つぶしてしまった国が多いのです。アメリカでは、七〇年代ごろからやっと助産婦復活の動きが出てきましたし、カナダは、助産婦が復活してからまだ十年と少しです。ブラジルにもつい先ごろまで、自然な出産を担う助産婦という職種はありませんでした。

ヨーロッパでは歴史上助産婦が無くなったことはなく、現在も非常に存在感の強いかたちで助産婦が残っています。しかし、ヨーロッパの助産婦の多くは、病院という施設の中で医者の介助をする、あるいは、正常出産を責任を持って扱うという役割を担っていますが、開業することはできません。病院や医療の枠組みの中でやっていく、という職種になっているので、医療介入することも可能です。会陰切開をしたり、点滴を打ったり、手を入れて胎盤を出したり、といった医療介入を許されているのです。人間というのは許されていれば、つい手を出してしまうものです。

ところが、日本の助産婦という職種は、医療介入をすることが許されていません。いわゆる切ったり貼ったり、投薬をしたり、ということができません。さらに、日本の助産婦には開業権があります。戦後GHQは、日本の助産所をつぶそうとしたようですが、いろいろな方の努力で、結局最終的には、柔道整復とか鍼灸院といった東洋医学の開業所と同じレベルで、助産所の開業権が残った、といわれています。もちろん、先達の方々の努力も大きいのですが、「偶然」という幸運な要素もあって、自律的な日本の助産所が今に続いているのです。

開業権がありますから、日本の助産婦は、医師の監督下でなくても、お産を扱うことができます。「嘱託医」という制度はありますが、監督下でなくてもよいので、助産婦だけでお産を介助することができるのです。

このようにして、自律的な動きができて、開業できるが、医療処置は許されていない——という条件が日本の助産婦には残されていったのです。ある意味では〝偶然〟が重なって、日本の助産所は、世界の中でも珍しい、身体性に基づいたお産が近代社会に残っている場所になりました。

また、日本のお産は、医療的な問題さえなければ、医療保険制度には含まれない「自由診療」として行なわれています。ですから、助産院も産婦人科医院も同様にお産の報酬を設定することができます。現在、日本の助産婦さんはだいたい月に三件お産をとれば生活していけるというような、世界でも非常に希有な状態になっています。つまり、非常に手をかけたケアを、自律したかたちでできる状況になっているのです。

助産婦が自律的な働きをすることができる国は確かにほかにもあります。たとえばオランダもそうなのですが、実際には、助産婦は月に十三から十五件のお産をとらなければ生活していけず、お産が終われば、誰か別の人に産後のケアはまかせて、次のお産に出かけていかねばならない状態だそうで、日本の開業助産婦のように時間と手間をかけたケアはできないようです。

とはいえ日本のお産のほとんどは、現在、病院や医院で行なわれているわけですから、助産院は全体のお産のほんの一部を担っているにすぎません。しかし、そういう伝統が日本にはまだ連綿として生きているということが、非常に重要なことではないでしょうか。

「ヒッヒッフー」はもう古い

このような自律的な助産所ですが、実際には、明治以降、戦後にいたるまでずっと、産婆さんも近代産科学教育を受けてきていますから、長いこと仰臥位中心の、つまり産婦を仰向けにした状態でのお産介助をしていたのです。

けれども基本的には医療管理の外にあった助産所は、七〇年代以降、欧米から入ってきたいろいろな自然出産の動きの受け皿となりました。まず、七〇年代のニューファミリーの象徴のような出産法、「ラマーズ法」の広がりに貢献しました。

ラマーズ法は、「ヒッヒッフー」といった呼吸法を使って痛みを逃がす、という出産法で、かなり厳しい呼吸管理をベースにしています。お産といえば今でも「ヒッヒッフー」を思い浮かべる人も多いかもしれませんが、これは今はもうあまり使われません。呼吸も姿勢も女性が主体的に選べばよい、というふうになってきたからです。これは八〇年代末くらいから広がってきた「アクティブバース」という自然出産の波の影響です。
「アクティブバース」というお産改革は、基本的に、女性を主体にするお産を大切にしよう、できるだけ女性が積極的に自分のお産に関わることができるようにしよう、とする運動でした。私はこの動きこそが、日本の開業助産所に新しい動きをもたらしたのではないかと思っています。

それまで近代産科学と助産の間で揺れているようにさえ見えた助産婦さんが、アクティブバースの波を受けて、女性主体のお産を選んでいきました。それまで出産の姿勢を固定していた助産所も、このころから、女性が自由な姿勢をとることを推進し始めます。地域に根ざし、医療管理から離れ、自らの家で産婦さんを受け入れていた助産所という闊達《かったつ》な場が、「アクティブバース」という発想を得て、さらにその持ち味を生かすことができるようになってきた、と考えています。

日本の助産所は三百くらいありますが、全部が全部、非常によく女性がからだに向き合えるようなお産をしているわけではありません。でも、今一番「いいな」と思うようなお産をしている助産所は、やはりこの八〇年代後半からのアクティブバースの波を受けています。呼吸法も教えず、あるがままでいい、姿勢もそのままでいい、と言います。

とはいえ、妊娠するまでずっと抑圧されてきた人が、お産のときに急に「好きなようにしてもいいですよ」と言われても、すぐにできるものではありません。ですから、アクティブバースにも、妊娠期からの関わりが重要になってきます。助産所はもともと、ただ妊婦のお腹だけを診るだけでなく、妊婦とのまるごとの関わりを大切にしてきたところです。ですから、この「アクティブバース」の波がやってきたとき、日本の助産婦さんたちは、助産所がいかによい受け皿であるか、ハッと気づいたのではないでしょうか。

日本の助産所が昔からずっと「身体性」というものを意識してきたとはいえなくても、もともと女性の知恵を受け継ぐ、といった伝統が地域の中にあって、それを自分の家で伝承していき、産婦さんに伝えてケアする、という伝統はあったと思います。しかし実際にそれが意識化されて、若い助産婦さん、経験豊かな助産婦さんたちが「日本で私たちが受け継いで残してきたことは、これでよかったんだ」と自信を持って動き始めたのは、アクティブバース以降で、まだ十年と少しくらいだと思っています。そこで意識的に動き始めた助産婦さんが、今の出産の現場を良くする運動の一番前に立っているわけです。

ですから、古い助産所がすべてよかった、というのとは少し違うのですね。八〇年代から九〇年代にかけて、意識的に身体性を大切にしようとする波を受けて、助産婦さんたち自身が積極的に取り組んできたところに、女性がもともと持っていた身体性を生かすようなお産の経験が出てきていると思います。

お産と女性の変化

今、そういった助産所では、本当に手付かずの自然なお産が奇跡のように残っています。まったく医療介入をしないで、女性が自分のからだに向き合って赤ちゃんを産んで、自分のからだをしっかり感じて、ということができているのです。そしてそれができるように妊娠期から関わります。

そういう場所でお産をした女性の手記を読むと、あふれるような言葉が躍り、長い長い文章が書かれています。今、お産をするような年代の女性が、文章で自分を表現することが特に得意だと思えません。ほとんどの人は、文章を書けといってもそう巧みに書けないでしょう。

それが、助産院での産婦さんたちの手記を読むと、あふれるように文章が出てきているのです。そして書いてあることにいくつかの共通点があります。

「宇宙との一体感を感じた」「自分の境界線がないようだった」「大きな力が働いていてそれ

に動かされているようにゆだねていた」……など、いわゆる心理学でいう「至高体験」に近いような経験をしています。絶対的な幸福感、自分の肯定感を経験していて、「痛いけれども満たされた」思いがつづられています。そういう経験をすることによって、お産をした女性は明らかにそこで変革をしていることがわかります。

今の若い女性が、特に社会的意識の高い世代だとは思いませんが、このようなお産をすると、びっくりするような社会性が出てきます。「私はこんなにすばらしいお産をさせてもらいました。もっと多くの女性にこういう経験をしてもらいたい。日本のみなさん、と立ち上がりたいです」とか、「この子の生きていく環境はよいものであってほしい」などといって、実際に地域での子育て支援や環境運動に出ていったりしていきます。そういう人を何人も見ていると、お産の経験がこの人たちを変えたのだな、としみじみ思います。

出産で本質的な身体経験をした人は、「何をやっていても、何があっても、私はこの経験に戻っていく」というようなことを書きます。自分のからだの経験でこれが一番いい状態だったのだ、ということがわかるということが、自分にとって根を持つような経験になるわけです。そして、産んだあとですぐに「ああ、また産みたい」と言います。産むだけなら百人でも産みたい、などと言ったりもするのです。

自分の身体性の根をお産のときに確立する人が出てきている、というのは大きな希望ではないでしょうか。

「原身体経験」の砦としてのお産

このような、「しっかりとからだに向き合ったお産」のときに感じる宇宙とつながったような経験を、私は「原身体経験」と言っています。人間の根っこになるような経験です。自分は一人ではなくて、誰かとつながっている、また、自然、宇宙ともつながっていて、つながっているところから力が出てくる、そういう経験です。

ブラジルのインディオやオーストラリアのアボリジニー、といった昔のままの生活を今に体現している人たちの生活を知ることによって思うのは、その昔、人間の生活のすべてはこういう原身体経験の連なりだったのではないかということです。

そこでは、食べることも排泄《はいせつ》することも、生まれることも死ぬことも、生殖もすべて自然の一部として行なわれていて、自分は自然の中の一部として生きていた――。昔はそういう連綿とした生活を送っていて、一人一人というのはきっと自然の力を畏《おそ》れてもいたのでしょうが、自然とつながる自分の力を信じてもいたでしょう。

しかし、そういうふうに一人一人が自然や宇宙とつながっていることが感じられるような状況というのは、誰かがほかの人よりももっと力を持とうとしたり、他人を思い通りに動かそうとしたときには、おそらく邪魔なものになったのではないかと思います。一人一人がそういう自然とつながるような大きな力を感じていると都合が悪いので、おそらく、自分だけにそういった力が残り、ほかの人はそういう力を感じることはないように、系統立ててこういう経験をつぶしていかねばならなかったのではないか、と考えるのです。

人が自然や宇宙とつながっていると感じる力は、誰かの意思をもって、抑えられていったのではないでしょうか。でも、とても気持ちのよい経験だから、求めずにはいられない。今多く求められている〝癒し〟とは、そのように分断されたからだの経験を取り戻そうとするものではないかと思います。

激しい修行をして悟りに入る、マラソンをしてハイになる、あるいは宇宙飛行士の方が宇宙に出て何かを感じる、あるいは非常に深い性の体験、そういうようないわゆる「至高体験」のようなもの、これらは「自分自身のからだが外とつながっている」ということを感じさせるような経験だと思います。そしてこれがおそらく「原身体経験」だと思うのですが、今ではふつうの人にはなかなか手が届かない贅沢な経験になってしまっています。

そんななかで、お産は、丹念な「原身体経験つぶし」のなかで最後に残った砦《とりで》のように思われるのです。つぶしてもつぶしてもつぶしきれなかったパワーのある経験、それが「人間が生まれてくる」という経験なのではないかと思います。

おそらく女性のからだというのはそういった経験を男性よりもしやすい構造を持って生まれてきているのでしょう。お産でも経験できるし、おそらくは性の経験というのも、女性のほうが男性よりもずっと深いのではないかと思います。男性は、そういうことがなかなか体感できないので、滝に打たれに行ったり、修行をつんだり、スポーツや武道をがんばったり、からだを徹底的に痛めつけたりして、やっとそこにいけたり、あるいは実際に宇宙まで出ていってしまったり、といったことをしているのではないでしょうか。

日本の武道は、日本人がそのような経験を追い求めていったひとつのかたちなのでしょう。たとえば宮本武蔵、のような剣豪は、宇宙と続いているからだの中心を感じて、自分の身体を動かす、というようなことを感じていたことがうかがわれます。

お産というのはからだに向き合うことを迫る非常に激しい経験です。そして自然なお産に懸命に付き合ってきた助産婦さんも、かたわらで、その女性が感じるのと同じような、自然とつながるような感覚を感じています。原身体経験はおそらく、それを感じた人から波のように広がっていくもののようです。

医療にまかせているお産では、女性がこのようにからだに向き合う機会が少ないわけです。今の女性は、ほとんどが、そのようなからだに向き合う経験なしに出産を過ごしてきていて、ただつらいだけの体験として記憶に残っていたりします。私たちはそういったことによって生ずる問題点を、健康の指標として、測りきれていないだけでしょう。お産には、妊産婦死亡率、乳児死亡率、ということでは測りきれない何かがあるのです。

自然なからだに向き合うお産は、おそらくその後の子育てとか、母子の健康、虐待傾向、さらに子供の暴力、などの問題につながっていっているのではないかと私は思うのですが、まだそれを科学の言葉で言い表わせてはいないのです。

病気というのも、もともとからだの一部に注意を喚起して、自分のからだに向き合う機会を作っているものだったのではないでしょうか。病気のすべてを医療にまかせっきりにしてしまうと、その機会がなくなります。

産んでも産まなくても、「お産」と向き合う、「生まれる」ということに向き合うということは、今の私たちがどのように生きていくのかということと直接の関わりがあることだと思います。

お産は「受けとめられ体験」を作りなおす場

原身体経験のような豊かな出産経験をするためには、出産の場が、自分自身をそのままからだの経験にゆだねられるような、安心した状況になる必要があります。それには、誰か自分をあるがままで受けとめてくれる人がそばにいるということが、とても大切な決定要因になると思っています。

昔の女性は、ひとりでも安心して自然に身をゆだね、出産に臨める人もいたかもしれませんが、今はみな、やはり不安だと思います。自分自身が誰かに、そして周囲の環境に受けとめられて育ってきたという意識が希薄だからでしょう。自分の身も心も何かにゆだねきって、お産という経験に入っていくためには、やっぱり誰かに確実に受けとめてもらっているという安心感が必要です。

ですから現代の出産では、助産婦さんが妊婦さんをしっかり受けとめる、ということがとても大切なことだろうと確信しています。

お産は現代社会の中で、あるがままで受けとめられた経験を持たず、不安を抱えている女性たちに、何かにしっかり「受けとめられた」という体験を作りなおしてあげられる場になりうるのではないでしょうか。

今、子どもを産んでいる女性は二十代から四十代でしょうから、その世代の親、つまり今の七十代から五十代あたりの世代の方たちのころから、誰かにしっかりと受けとめられてきた、という体験が少なくなったのではないか、と感じています。

七十歳代の方たちは、病院出産世代の始まりの時期に、ずいぶんとつらい思いをしています。よくわからないまま放っておかれたり、心無い言葉をかけられたりして、つらいままのお産体験を抱えている人たちがたくさんいるのではないでしょうか。六十代、七十代の母親が娘の自然なお産に付き合い、娘がやさしく助産婦さんに受けとめられているのを見て、「こんなふうにしてもらって子どもを産めるんですね」と涙ぐむことがよくあるそうです。自らの誰にも語れなかった出産経験の原点に戻って、母親のほうが癒されているのです。こういう出産経験は、親との関係を、一歩前に進めるきっかけにもなります。

出産経験は「女性がからだごと受けとめられるひとつの契機」でありえます。陣痛のプロセスを「誰かにしっかり受けとめられていた」という経験、そしてその安心感を土台に、自分がしっかり自分のからだの変革に向き合った、という気持ちが残れば、そこに核のようなものができてきます。

女性がしっかりと受けとめられ、自らのからだに向き合えて初めて、子どもや夫、周囲の人をも受けとめていけるような度量を持った女性になれるのではないでしょうか。昨今、やさしい、すべてを受けとめるようなおばあちゃん、という感じの人が減ったなあ、と思うのも、このあたりのことも関わっているように思います。

継続ケアがあれば「救急搬送」は少なくなりうる

経験ある助産婦さんに聞いてみると、こういう出産経験をするには、やはり「継続ケア」というのが一番大切だとおっしゃいます。妊婦と助産婦というのは、妊娠初期から関わっていれば、それなりの関係性ができてくるわけです。助産婦はその女性のことを「どこか悪いところがある患者」とは見ないのです。「妊娠している健康で完全なひとりの女性」として見ますので、その人の家庭で抱えている問題もすべて含めて、お互いに理解するような関係になっていきます。そしてそれがわかると「待つお産」ができるようになってくるといいます。

そういうふうにすると、女性の側も、ケアする側も、次第に女性のからだ、自分のからだというものにいろいろ気がついてくるようになるようです。妊娠中に、女性と赤ちゃんの力を十分に引き出すことができるようなプロセスがお互いにできていきます。この関係性があると出産もうまくいくことが多いのです。

つまり、危ないことがあるから施設に置こうとしていたのとは逆に、妊娠中から「命のレベルを上げる」、というのでしょうか、お互いに丁寧なケアをすることによって、赤ちゃんもお母さんもよりいい状態で出産を迎えることができる。しかも、出産をするときにはすでによく知っている人がそばにいるわけですから、安心できて、お産がうまい具合に進む……。

医療介入も確かに必要なときはありますけれども、医療介入のみを考えるのではなく、一人一人が持っている力がどうしたらうまく出てくるのかを考えるわけです。日本の開業助産婦さんの働きを見直すと、これがとてもよく機能しています。お互いの関係性を通じて、からだへの注意を向けていくという働きです。

出産では何が起こるかわからない、といわれていますが、経験豊富なお産の現場の方の話を聞いていると、出産の際の緊急状態は天から落ちてくるように起こることは少ない、ということもわかります。ずっと丁寧に関わっていれば、「どこかおかしい」ということはケアをしている側も気づくし、丁寧にケアされていれば、女性の側も自分のからだへの注意を十分払うことを学びますから、どこかおかしい、ということを敏感に感じ取ることができる。

産科の救急搬送は、予想もできなかった交通事故のようにいわれますが、じつは丁寧な関係性があれば、そのほとんどは、あらかじめわかり、余裕をもって搬送できることが多いのだ、と経験豊かな助産婦さんは言うのです。

具体的に示すような指標はまだないのですけれども、出産の安全を高めるというのは、医療介入を整備すると同時に、継続ケアを通じて「産む力」「生まれる力」をより活かすことではないかと今は思っており、研究を進めています。

「あと回し」にされた母性保健

このような、女性に寄り添う助産婦の知恵は、今、世界でも見直され始めています。

私はブラジルにおけるＪＩＣＡ（国際協力事業団、現・国際協力機構）の「助産婦のいない国に助産婦をつくる」というプロジェクトに関わりました。このプロジェクトを通じて、日本の助産婦の「妊婦とともにある姿勢」をブラジルの方たちと共に学びました。この活動は、ケアされる側だけでなく、ケアする側の変革をも促し、ブラジルのお産の場に変革をもたらすきっかけとなりました。ブラジルの政策に影響を与えるきっかけにもなり、互いに多くの学びがありました。

その内容をここで少し紹介したいのですが、その前に、世界のお産の最近の状況を、少し見てみることにしましょう。

現在、世界の健康の状態を見るときには、「乳児死亡率」「妊産婦死亡率」などの指標でその国の健康を測っていくわけですけれども、「妊産婦死亡率」（母親が妊娠やお産で亡くなる率）はそのなかでも地域によって一番格差が大きく出る指標です。

日本では今はだいたい、十万出生に対して六くらいの妊産婦死亡率だといわれており、先進国と呼ばれる国はだいたい、十から四の間です。それがラテンアメリカのような中進国になると百五十から二百ぐらいになりますが、なかには百を切る国もあります。まだまだ生活環境のよくない南アジアになると三百近くて、内戦などで荒れていたアフリカでは八百を超えている、というように、非常に地域的な格差が大きい指標です。しかも多くの妊産婦死亡は予防可能といわれています。

こういう状況はやはり何とかしなければならない、ということで、ＷＨＯ（世界保健機関）は一九八七年に「セーフ・マザーフッド」（Safe Motherhood）という概念を取り入れます。それまでもずっと「母子保健」（ＭＣＨ：Maternal and Child Health）の改善が大切、とはいわれていたのですが、母と子を同等にケアしていたかといえば、やはり「女性（母親）」は政策上、あと回しになっており、子どもの保健のほうが優先だったのです。

これにはいくつか理由があります。先ほどあげました健康を測る指標のうち、「乳児死亡率」、つまり一歳以下の子どもが亡くなる率というのは、分母は一千対の指標ですから、はっきり言って非常によく動きやすい指標です。地域レベルの啓発、予防接種の介入、あるいは下痢症治療の医療介入活動などを行なうと、乳児死亡率はすぐに下がります。

たとえば、乳児死亡率が百（一〇％）を超えていたら、まず、下痢症対策を行ない、予防接種の率を上げる、といったことで、一歳の誕生日までに亡くなる子どもの数をぐっと下げることができます。

これはすばらしいことです。それに、一歳までの子どもの生死というのはどのようなところでも重要な出来事ですから、指標としてもまちがうことは少ない。医療の効果も測りやすいのです。誰でも自分の行なった活動によって、どういう効果があったのかを知りたいものです。その気持ちは国際機関でも援助機関でも、各国政府でも同じです。ですから、「こんな活動をやったからこんなに乳児死亡率が下がった」ということをアピールしたいのです。

そういう意図に乳児死亡率は見事に応えました。

ところが「妊産婦死亡」というのは、ちょっとわかりにくい指標です。妊産婦死亡というのは妊娠、出産に関わる女性の死亡です。日本やアメリカのような先進国と呼ばれる国でもまだ記録漏れがあるといわれるぐらい、非常に採りにくいデータです。たとえば、女性が妊娠出産が原因で亡くなったとしても、産科病棟ではなくほかの病棟で死んでしまったりすることもあるわけですが、そうするとデータから漏れてしまうことも多く、測定が非常に難しい。

それに、十万出生対の指標なので、数値としてはそれほど動かないわけです。小児保健のように、「この介入をしたら、死亡の数が下がる」というわかりやすい変化がないのです。ですからこの「指標として動きにくい」ということが理由で、じつは母性保健・女性の保健は、開始にあたってもあまり人気がなかったのです。

国際機関とか援助機関、あるいは先進国政府といっても、効果の上がることをやりたいというのは人情で、子どもの保健のほうがより効果が上がりやすかったわけですから、女性の保健のほうは少しあと回しになってしまったというわけです。

また、先ほども述べましたように、子どもの保健の場合は病院ではなくて、地域レベルの介入活動でかなり指標がよくなることがわかっているのですが、「女性保健」の場合は、どうしても病院を巻き込む必要性があったということもまた、優先させられなかった理由のひとつです。

それからやはりネックになったのは、なんといっても「女性のこと」という認識です。どの社会でも子どもは最優先なのですが、女性は必ずしも優先ではないところがあるのです。このような諸事情が、母性保健・女性保健への取り組みを遅らせてしまっていました。

とにかく「施設化」へ向かった

とはいえ、年間に世界中で五十八万五千人の妊産婦死亡がありますので、何とか活動を「女性の保健」のほうにも持ってこようということで、一九八七年にＷＨＯとユニセフが「セーフ・マザーフッド・イニチアチブ」(Safe Motherhood Initiative) というものを出しました。

この「セーフ・マザーフッド」は、「どうしたら妊産婦死亡を下げることができるか」ということが大きな目的でした。そして「お産というのはリスクがあって、いつ何が起こるかわからないから、すべてのお産を施設に持ってこよう。それもできるだけ大きな施設に持ってこよう。手術もできるところにしよう。それが妊産婦死亡を下げるに違いない」という仮定のもとに、特に後進国でのお産の施設化を急速に進めることになります。

ところがじつは、「施設化」が妊産婦の死亡低下のためにもっともふさわしい方法だったのかどうかというのは、今でもまだわかっておりません。お産はどこでするのが一番安全なのか、ということは、まだはっきりわからないのです。

たとえば、産婆さんを呼ぶような自宅出産、あるいは助産所のような小さいところでのお産のシステムを充実させ、搬送態勢を整えるのがよいのか、それとも、お産は全部大きい施設に連れていったほうがいいのか。あるいは中程度の病院でみながお産をするのがいいのか。どの方法が一番妊産婦死亡の低下にふさわしいのかはわかっていません。わからないままですが、「セーフ・マザーフッド」は施設化を目指しました。

お産の仕方についても、先進国の中でもいろいろな国があって、オランダのように四〇％近くが自宅出産というところもありますし、日本のようにいろいろなレベルの産科施設があるところもあります。またアメリカのように施設化が進んでいるところもあります。

これらのシステムのなかでどのシステムが妊産婦死亡の低下にふさわしいのか、きちんとした調査に基づく根拠がないままに、発展途上国においては急速な出産の施設化が進んだということです。地域で行なわれていたお産が、どんどん都市の、あるいは地方の基幹病院に移されるようになってきました。これが世界中で起こりました。そしてセーフ・マザーフッドの十年は、妊産婦死亡率を下げるためお産を施設に持っていくことを目指し、それなりの成果もありましたが、期待したほどには妊産婦死亡率を下げることができなかったといわれています。

施設化が生んだ恐怖のなかの出産

このようなことが今では世界中どこでも起こっていて、ブラジルでもほかのラテンアメリカ諸国でも、またアフリカでも、あるいは中国やアラブの国々でも、多くのお産が施設化されました。

その結果、実際には出産は期待されたほど安全にならなかった。これはどういうことなのか考えてみましょう。途上国の病院というのは人手が足りませんし、環境もあまり清潔ではない。そういうところに医療介入が主導のお産、つまり切ったり縫ったりするお産を持っていくと、感染症が増加するなどして余計に危険なことも出てきます。

そしてもうひとつ、重要な問題として起こったのが「出産の非人間化」です。途上国の女性はごく最近までは、自分の家族と一緒に、あるいは自分の知った人と一緒に、自分の文化の枠組みの中でお産をしていたわけです。

それが施設化が進んだことで、数少ない遠い病院にたった一人で行かなくてはいけない。まったく知らない人たちの中で、医療に囲まれて、自分の文化とは切り離されたところでお産をしなくてはならなくなったのです。しかもそれは必ずしも安全を約束していない。そういうことになってしまいました。

ですからたくさんの女性が、非常にさびしい思いをしながら、つらい思いをしながら出産しています。ブラジルでも、当初、病院はとてもとげとげしい雰囲気でした。誰も女性に付いていてくれませんし、助産婦がケアできるような態勢がないので、ひとりで本当に怖いし、痛いし、叫んでいるのです。

お産はからだの自然な現象なので、女性がリラックスすればするほどからだのホルモンがうまく働いて、子宮口が徐々に開いて子宮の収縮が強くなるのですが、そういうメカニズムを全部切ってしまっている状態が、ブラジルの病院で起こっていました。ほかの途上国でも、似たような状況が報告されています。

私たちはこれを「出産の非人間化と医療化」と呼びました。セーフ・マザーフッドは、良かった面ももちろんありました。同時に途上国の多くの現場でこのようなことが起こっているのです。

よく考えてみると、これは途上国だけではなくて先進国でも同じように起こったことです。ただ、先進国の場合は病院の設備、人員の配置、衛生状況がしっかりしていますから、どのようなシステムであろうが、最低限の安全だけは確保できているのです。

妊産婦死亡率とか周産期死亡率とか乳幼児死亡率といった指標は、国が豊かになって、栄養状況が良くなって、ある程度の医療が保障されれば、必ず下がっていきます。それはオランダのような自宅出産のシステムでも、フィンランドのような大規模施設での助産婦ケアのシステムでも、日本のようなミックスのシステムでも、アメリカのような完全に医療化されたお産でも、どういうシステムを採ってもそんなに変わらないかもしれないのです。

一方こういった保健医療分野で使っている指標は、女性の経験や赤ちゃんの経験という出産の「質」の部分を測れるようにはなっていないのです。しかし、じつはそういった「質」の部分こそが、出産をよりスムーズに、そして豊かに進めるためには必要なことでもあるのではないでしょうか。「安全」かどうかというその指標だけを途上国に当てはめたがために、非常に問題のあることが起こっているともいえるのではないでしょうか。

ブラジルに助産所を――JICAのプロジェクトの成果

私が関わった、ブラジルにおける出産のプロジェクト「JICAブラジル家族計画母子保健プロジェクト」のことを紹介しましょう。

国際協力事業団は、ブラジル政府とともに、一九九六年から二〇〇一年三月まで、北東ブラジルのセアラ州というところで「出産のヒューマニゼーション」と呼ばれるプロジェクト(正式名:ブラジル家族計画母子保健プロジェクト)を行ないました。

ブラジルでどうしてお産のプロジェクトをやることになったかといいますと、この国には助産婦という職業がありません。ラテンアメリカ全体がそうなのですけれども、自然のお産をサポートする助産婦という職種が確立しなかったところが多いのです。ふつうはどのような社会でも、「産婆さん」は一番古い職業としてあって、それがだんだん助産婦という資格にアップグレードしていくところが多いのですが、ラテンアメリカの場合、産科医という職業が最初から非常に強く確立してしまったということがあって、助産婦がいないままに病院で出産が行なわれるようになっていました。

ブラジルは帝王切開をはじめとする医療介入のお産が、世界で一番多いところといわれている国のひとつでした。ブラジルの全国平均では、九六年当時、約四〇%が帝王切開のお産でした。さらにいわゆる私立の病院、お金のある人がかかるような病院ですと、約九割から九割五分、ほとんどの人が帝王切開をするお産になっていました。

ブラジル政府としても、やはりこれは問題ではないかと思い始めていたのです。

まず第一に、帝王切開はコストの面で見合わない。それともうひとつ、やはり医療介入していくお産というのがどのように個人や社会に影響を与えているのかわからない、という懸念もあったと思います。そこで、ぜひ自然のお産を取り戻したい、ということになり、日本がお産の国際協力に関わることになったわけです。

「助産婦のいないブラジルに助産婦をつくる」ということで、日本の助産婦さんをはじめとする多くの出産関係者に手伝ってもらうことになりました。国際協力の分野では、技術移転という言い方が使われていますが、実際に日本でやっているものをそのまま向こうに持っていって伝えたということではないのです。日本でやっている「態度」というもの、たとえば「女性とともにある」とか、「そこの伝統のものを大切にする」とか、そういう姿を大切にすることを互いに学んだ、といったほうが正しいと思います。

日本の助産婦さんにブラジルまで来てもらったわけですが、そのことを通して、ブラジルの人たちが、自分たちが今までやってきたことをふりかえる、自分のしてきたことに気づく、ということがとても大切なことだったのではないかと思います。

北東ブラジル・セアラ州というのは、南緯三度くらいにあって、非常に貧しい地域です。ブラジルは、南北間格差が非常に大きくて、南のほうのサンパウロ、リオあたりは、工業化された国と変わりません。ところが、アマゾンのある北部、そして、乾燥地帯北東部は、非常に貧しい。健康指標という意味では北東部と南部では途上国と先進国ほど違うのです。ですから、ブラジルは世界の抱える矛盾を全部抱えている国ともいわれています。

ブラジルでは、今回のプロジェクトがひとつのきっかけになって、「助産婦」という制度が導入されるようになったのですが、当初はほとんどの人々が「帝王切開こそが一番楽でいいお産」と信じていたような状態でした。

ただ、ブラジルの人たちは、政府関係者も含めて、本当に、驚くほど柔軟な考え方をされる方が多いので、日本の開業助産婦の働きをじっさいに見て、ブラジル政府は、お産を第一次レベルに戻す可能性に向けて、さまざまな働きを始めたのです。

お産には「きまり」は必要ない

まず、プロジェクト開始時に、ブラジルで出産についての意識を調査しました。するとブラジルでは誰もみな、お産にまったく「期待」していないのです。ただもう生きていればいい。女性の側は、病院に行ったら本当にひどい目に遭うし痛いけれども、とにかく自分と赤ちゃんが元気だったらいい、文句は言うまい、と思っている。「お産はこんなものだ」とあきらめているのです。

医療関係者の側でも、自然のお産と付き合った経験のない人は、やはりお産はただ「怖いだけのもの、危ないだけのもの」と思っています。怖いから、早く終わらせようということばかりしますから、促進剤を打って、会陰切開をして、どんどんお腹を押して早く出そうするような、現在の科学的根拠と程遠いお産をしています。

そういうお産をすると、ケアをする側にも喜びがない、つまり、いい経験をしていないのです。お産は怖いし、何が起こるかわからないから、当然出産は病院で、という発想になるのも無理はないのです。地域社会全体に「お産はつらいものだ。とにかく終わってしまえばいいのだ」、そういう非常にネガティブなイメージが広がっていました。

そこで具体的にプロジェクトが行なった介入活動というのは、ブラジルの人たちがとても得意な、参加型方法の、お互いの「気づき」を促すようなトレーニングでした。妊婦だけでなく、ケアをしていた人たちも、自分自身の経験にゆっくり付き合うことで、自分自身の変革のきっかけをそのプロセスから得たわけです。

つまり、出産というものはひとつの自然な営みで、それにゆっくり付き合うことによって、関わっている側にも変革が起こる、というような経験を、お互いにすることができたのです。具体的には、まずは、セミナーを開いて、こういった概念の普及、広報活動から始めました。「お産のヒューマニゼーション」といわれるようになりましたが、人間的な出生と出産に関する情報を普及させたのです。そして、「どういうふうに女性をケアするのか、どういうふうに女性をいい状態にしてあげるか」ということに関して、トレーニングを行ないました。

ブラジルには助産婦はいなかったので、病院で実際にお産のケアをしているのは、小学校を出たばかりで、だいたい三カ月ぐらいのトレーニングを受けただけの准看護婦さんです。私たちのプロジェクトでは、准看護婦さんたちと、「女性と一緒にあるという気持ちが大切。女性を受けとめて、やさしくしましょう」そのような活動から始めたのです。本当に単純に、声をかけたり、手を添えてあげたりといったケアです。

こういうトレーニングをしますと、結局トレーニングを受けた側自身がどんどん変わっていきます。「自分としても、本当は今までのようにバタバタと仕事をしたかったわけではないのだ。もっと女性に寄り添ってあげたい。そのほうが、自分にとっても良いということがわかった。仕事から自分自身の変革のきっかけが生まれた」というような多くの言葉が聞かれました。

医療関係者というのは、近代化の中で、「マニュアルを作りたい、ルーチンを作りたい、効率的に効果的に、もっと迅速に……」というふうな教育を受けてきています。私たちはその恩恵も随分受けています。しかし、「人間的なケア」というのは、一人一人の違った個性を持つ人と、一人一人の違ったケア提供者との関わりのなかから生まれていくものなので、じつはマニュアルとかルーチンとか官僚的な働き方からは一番遠いものなのです。

だから、日本の助産所で助産婦さんたちが行なっているケアの中には、本当に「こうしなければいけない」というきまりがないのです。病院の看護のルーチンみたいなものはまったくなくて、その人に合わせて、その人と自分との関係でものごとを決めていく。

一見これは時間がかかるように見えるのですけれども、じつは人間というのは、もともとこういう働き方をしてきたのではないでしょうか。誰かが誰かを管理して、誰かが誰かをコントロールするというかたちで効率性だけを見ていくのではなくて、一対一の関係からお互いに一番より良い方法を探してお互いの力を出していく。そういうものがヒューマニゼーシヨンの意義だったのではないかと思います。

そう思うと、やはりこれはお産だけではなくて、医療全体のありように示唆を与えることだ、とも思うようになりました。

お産が怖い産科医

また、このような活動をきっかけに、医療介入も減ってきました。帝王切開率や会陰切開の率も下がったのです。もちろん産科医には産科医用のコースを設けたり、セミナーを開いたりしました。そこでは現代の問題というのを話し合ったり、模擬出産のような経験をする場も設けましたが、やっぱり産科医は出産を怖いと思っていましたね。でも本当はもっとこういうふうにしたいんだ、というような気持ちも聞き出すことができました。

セアラ州の場合は、私たちがパイロット地区としてやっていたところはかなり変わったのですが、やはり田舎なので、保守的な州の保健局のスタッフは、二の足を踏む人が多かった。ですからこのプロジェクトの成果は、セアラ州というよりは、そこから広がったブラジルのあちこちで、より大きな変化となって現われるようになりました。

最終的には、ブラジル中の、人間的なお産を立ち上げた人たちとネットワークを組んで、国際会議も開きました。今では、ブラジルから毎年十数人ずつ、いろんな州の助産所になるところで働く助産婦さんたちを日本に招いて、日本の助産所で研修を始めています。

ブラジルでは、助産婦の資格を産科看護婦と呼びますが、そういう資格も正式にできました。正常なお産を扱うことができる、看護婦とは違う、特別な資格です。

私たちがこのブラジルでの五年間のプロジェクトを行なって、一番よかったと思うのは、いろいろな意味でブラジル側の政策に反映することができたことでした。

たとえば、お産の部屋ひとつをとっても、日本でも今、あちこちで導入されているLDRという仕組みの部屋がありますね。入院してから、陣痛、出産、回復をひとつの部屋で過ごすための部屋で、とちゅうで移動しなくてもいい方式です。部屋の中はできるだけリラックスできるように、ふつうの家の部屋のようになっていたり、家族と一緒に過ごせるように家具が用意してあったり。ベッドも分娩の直前まではふつうのベッドみたいになっていて、分娩が始まるころにそれに適したかたちに変化させられたりします。

ブラジルでも、そのLDRを導入しました。もちろん、とても立派なLDRにできたわけではないのですが、今までのように陣痛室と分娩室に分かれていて、それぞれで妊婦全員が十人ぐらいで向かい合ってる、というのはやめて、せめてカーテンでしきれれば家族も入れるし、プライバシーも保てるというようなレベルです。そのＬＤＲシステムの導入をまず計画して、そのセミナーにブラジルの保健省の建築士が来てくれました。その人がすぐに、病院を造るときの保健省の建築基準にＬＤＲを入れてくれたのです。

これから病院で分娩室を造るときにはこういうふうに造りましょう、今あるものもできればそういうふうに直していきましょう、というふうに建築基準に入れてくれたので、これはすぐに政策として広まりました。

それから、日本の助産所みたいなのがいいなあ……ということで、国がお金を出して助産所を二百ぐらい造るというプログラムもすぐに始まりました。そこで働くことになったのが、先ほどの産科看護婦という名の助産婦です。

もう、これはいくつか稼働していますし、そこで働くブラジル人助産婦の学校も、全国にできました。

ブラジルで新しくできた助産所では、医療介入はほとんどしないことになっています。日本の助産所がモデルだからです。会陰切開もしません。完全に助産婦による自律的なケアが行なわれています。日本に来てもらって助産所で三カ月ぐらいかけて研修してもらうことは、互いにとってよい学びになっているようです。

「ヒューマニゼーション」ということ自体が、保健省全体のめざす方向になったりしましたので、概念は着実に広まったと思います。国際会議のあと、ラテンアメリカネットワークもできて、日本人はすでにそこには関わっていませんが、現地の人たちのネットワークでお互いに助け合ってどんどん進んでいっている状況になってきています。

出産経験を定義する

こうして、ブラジルで成果をあげ始めたプロジェクトですが、ひるがえって、日本の今のお産の場では、まだまだ、非人間的な、からだにしっかり向き合えないようなお産が大多数をしめています。日本にはせっかく、ほかの国にはないような自然なお産の場が存在するのに、それがメジャーにはなっていません。日本のメジャーはやっぱりふつうの病院のお産で、そこで行なわれているお産は「からだに向き合う」という意味で、必ずしもブラジルよりもいいとはいえないのです。

人間が生まれるときというのは何があるかわからない……リスクがある、大出血もあるかもしれないし、何かトラブルがあるかもしれない。そんな気持ちを医療のなかの考え方でとらえると、「危ないことがあるのだったらやはり何か予防しよう」、そういう発想になります。

どうしても「それでは施設のそばで」とか「施設の中で」とか、「危ないことが起こるかもしれないから分娩監視装置を全員につなげば……」という考え方になっていきます。

私が専門としている「疫学」とは、調査を通じて、研究者の伝えたい本質をなんとか量的なデータで示そうとするツールです。ＥＢＭ（根拠に根ざした医療）の理論的根拠になるものです。女性の積極的な出産経験をなんとか目に見える具体的なかたちで示したい。それができれば、現在使われている医療科学の枠組みのなかで、説得力あるかたちで女性のよりよい出産経験を示すことができるのではないかと考えました。

そこで、しっかりからだに向き合って自分が変わっていけるような、「原身体経験」としての出産経験を、「変革に関わるような出産経験」（Transforming Birthing Experience：ＴＢＥ）と呼んで、定義を試みています。これをはっきりと定義することができれば、どうすれば母子が出産経験を通じて、より自らの力を信じ肯定的な生活を送ることができるようになるのか、という視点を持つことができます。そして、定義ができれば、このような出産の状況がどういう場所でどういう条件で起こるのか、ということも研究することができるようになります。そしてさらに具体的に言えば、そのような出産経験ができるようなケアとサービスの定義づけをすることもできるでしょう。

たとえば、ＴＢＥが起こるためには、どのような条件が必要になってくるでしょうか。そのような条件のことを、疫学のことばで「決定因子」といいます。「出産経験」の定義ができれば、決定因子の分析もできるのです。また、そのような出産体験が、実際にその後の母子の健康、母子関係、周囲との関係、虐待傾向、子どもの発達、などに及ぼす影響も、調査することができるようになります。

出産の場の評価は、現在のところ、妊産婦死亡率、新生児死亡率、周産期死亡率、あるいは特定疾患の罹病《りびょう》率といった、短期的な死亡と疾病の指標でしか測定されてきていません。

しかし、出産の経験や出産時の出来事（birth events）が、その後の長い母と子の人生にどのような影響を与えているかは、短期的指標だけではうかがい知ることができないのです。長期的な影響を考慮しながら、出産の場を考えていくきっかけを提示できれば、と、私は考えています。

では「変革に関わるような出産経験」（ＴＢＥ）とは、具体的にどういう出産経験なのでしょうか？　これを定義するために、三百二十八件の出産の手記を検討し、出産ケア提供者とのワークショップを行なって、キーとなる女性の言葉、表現などを拾い上げてみました。そしてそれをいくつかのカテゴリーに分け、それぞれのカテゴリーに、女性が自分の経験を

「同定」できるような質問を作ってみました。

それぞれのカテゴリーの中で、ひとつでも自分の感覚に合致するような質問が見つかれば、その人は、提示したような感覚を共有している、と見ることができます。

次ページに示したのはそのような質問の例です。参考までに記しておきましょう。

これらの状況が起こることが可能な決定因子としては、「あるがままで受けとめられたという受容の感覚」「穏やかな出産環境」「十分に説明されたケア」「ケア提供者の資質」などが考えられますが、詳細については今後の分析結果を待たなければなりません。

「つらい出産」でも大丈夫

出産のことを話しているとよく言われるのが、いいお産をしなかった人、そしてお産自体を経験していない人は、「すばらしい出産の経験」という話を聞くのは、すごくつらいじゃないか、ということです。確かに、変革に関わるような出産経験について話すたびに、それが、人を責めるようなことにはなってほしくないと思います。

でも私は、自分がすべてを経験していなくても、本質的なからだの経験とはどういうものなのかということを知ることは大切なことだと思います。

「変革に関わるような出産経験」（TBE）定義のための質問項目の例

（1）自分の外の世界との合一性

1. お産の間、自分の境界線がないような気持ちになりましたか？
1. お産の間、どこにでも行けてどこにでも入り込めるような気持ちになりましたか？
1. 何か大きな力が働いていて、それに動かされているような気がしましたか？
1. お産の間、宇宙の塵として漂っているような感じがしましたか？

（2）自己およびお産への肯定感情

1. お産の間、自分を信じることができましたか？
1. 自分らしいお産だったと思いますか？
1. お産の後すぐ、また産みたいと思いましたか？
1. お産をしたことで満たされたという感覚がありましたか？

（3）気持ちがいい、という感覚

1. お産はきもちよかったですか？
1. 陣痛、間歇の気持ちよさを交互に感じられましたか？
1. お産の間に、うとうととして引き込まれるように気持ちよくなりましたか？

（4）本能的な身体の動き・身体を感じる

1. お産の間、頭が自然に揺れるようなことがありましたか？
1. お産をするための姿勢が自然に決まるというような感じがしましたか？
1. 考えるよりも先に身体が動いているというようなことがありましたか？

（5）解放感

1. お産のときにありのままの自分を出せたと思いますか？
1. お産の間に出てくる声を無理に抑えずに出せましたか？
1. お産の間、喜怒哀楽の感情をそのまま出せましたか？
1. お産で「ウンチをしてもいい」と思えるようになりましたか？

（6）赤ちゃんへの没頭

1. 生まれたすぐ後、赤ちゃんにただ没頭するような瞬間がありましたか？
1. 生まれたすぐ後、赤ちゃんだけに集中できる静かな時間がありましたか？

（7）社会性・社会へのコミットメント、連帯感

1. お産の前とは、世界が違って見えるようになりましたか？
1. お産をしたことで、自分の視野が広くなったような気持ちがしますか？
1. 子どもの住む社会や世界について考えるようになりましたか？
1. お産をしたことで、多くの人に支えられているという気持ちになりましたか？
1. お産の後、産み育てる女性への仲間意識を感じるようになりましたか？

（8）周囲との関係性の変化

1. お産を契機として、パートナーとの関係が変わりましたか？
1. お産を契機として、実母との関係が変わりましたか？
1. お産を契機として、パートナー、実母以外の家族との関係性が変わりましたか？

（9）創造性の発現

1. お産の前よりも創造的になったと思いますか？
1. お産の後は、段取り力や企画力が出てきたように思いますか？

本質的な経験というものは、自分がその経験をしなくても、「本当はこういうものだ」ということを知ることで、逆に自分を癒すことになるようなものではないでしょうか。ですから、たとえ出産しなくても、出産の本質はどういうことかを知る。またたとえば、ひどい、つらい出産をしたとしても、本来の出産はこういうものだ、というのを知っておく、ということが重要で、それを次の世代に伝えていくということがさらに大切でしょう。

出産を通して、人間として「自分が一番よい状態」がどういうものであったかを知っていることは、先に進む力になります。TBEを経験した女性たちは、「いつもこの経験に戻っていける」と話してくれます。

思えば本当は、お産以外にも「変革に関わるような」経験はどこにでもありうるのです。お産だけがそのような人間の変革をもたらすわけではありません。お産でそういう経験ができなかったとしても、その後の、母乳育児、子どもとの関わり、夫との関わり、家族との関わり……すべてのなかから変革の経験は可能です。

子育てに限らず、人と人との関係に、取り返しのつかないことはないと私は思っています。たしかに、あのときこうすればよかった、と悔やむことは多いものです。子どもたちをもっと抱きしめて育てればよかった。寝るときにもっと寄り添って寝てやればよかった。出産のとき、ああすることも、こうすることもできたのではないか……。

ですから、TBEを経験できなかった女性、豊かに出産を経験することのできなかった女性にこそ、そのあと多くの身体的経験が重ねられるように、ケア提供者の細やかな配慮が必要なのだと思います。

出産で身体と向き合う経験ができなかったとしても、たくさんの〝復帰〟のチャンスがあります。とはいってもやはり、出産はもっとも多くの人が、身体性に深く向き合うことのできる機会です。ですから「ほかにできない人がいるから」といって、「出産がこういう経験でありうる」ということを遠慮して言わないでいることは、あまりに大切なことを見逃してしまう可能性があるのではないかと思います。

出産がこのような経験でありうる、という提示は、女性を不安にさせるよりも、むしろ力づける（エンパワーする）ものではないでしょうか。出産経験を通じて女性は大きな変革をとげることができるのです。

このような、深い身体経験である「出産」の本質を、次の世代にもっともっと伝えていきたいと思います。

第4章　女性はなぜオニババになるのか

「負け犬」より心配な「その他大勢」の女性たち

ここまで、月経や出産などの話をしてきました。この章では、月経や出産、そして性体験というものを大事にしないと女性はつらくなっていく、ということについて、最近の状況を見ながら述べてみようと思います。

このところ、結婚が遅くなったり、結婚しないということを選び取る人たちが急激に増えています。これは、想像している以上に、とても多くの問題があることではないでしょうか。若い人たちの間では、相手がいない人も増えていると聞きます。

以前は、もっとも問題だと思っていたのは、出産でした。とにかく出産を変えなくては、と思っていたわけです。でも最近は、どんな出産であれ、出産までたどりついた人はまだいいのかな、と思うようになりました。それ以前の問題が目につくようになったからです。

出産する以前に、出産する条件になっていないというか、それ以前に相手をきちんと見つけていなかったり、セックスまで至っていないという人が大勢いるということに気がついて、そちらのほうがここのところ急激に問題になってきたような印象があります。

ですから、きちんと相手を見つけて、たとえ遅くても、ある程度の年齢で子供を産む、というふうになっている人は、まだ、大丈夫なのかもしれないなと思うようになったのです。

しっかりよい仕事をしていても、結婚、子育てをしていない女性は「負け犬」という、「負け犬論争」というのもありましたが、強者の論理のようです。負け犬だというのも、一時勝っていたことがある、というより、ずっと勝っている立場でやってきたからこそ、負け犬なわけではないですか。今までずっと優秀で来て、勉強も仕事も見事にこなしてきたけれど、ふと気づくと結婚をしていなくて、キャリアウーマンになってしまっているので、あえて「負け犬」と自称しているという感じですよね。そしてそれはごく少数の、インテリ層の人たちの目に映っているような「エリート女性」の話で、ごくふつうの女性の話ではないと思います。

ですから負け犬で結婚していない、といっても、そういう一部の、強い人たちの話だな、というふうに思います。一方で、放っておいたら自分で相手も見つけられないような人たちのほうが、本当は数が多いのだと思いますし、弱者という言い方をすると非常に語弊があるのですが、メスとして強くない人、エネルギーがそんなにない人たちのほうが本当は多いのではないでしょうか。

そういう人たちから見たら、「ああ、やっぱりああいう華やかな世界で仕事をしたりしている人たちは、本当に結婚はできないんだなあ」ぐらいにしか見ないでしょう。エリートのお話だな、という感じです。

あの議論でいう負け犬というのは、けっこう恋愛をしている人たちなわけです。バリバリ仕事をしているけれども、結婚して子供を産んでない、というだけで、不倫をしていたり恋人がいたりするわけですから、やっぱり女としては強者なわけです。

ここで心配なのは、やはり「結婚なんかしなくてもいいんだ」とか、あるいは、「女性も仕事だけしてたらいいんだ」などと言っているうちに、言い方は悪いのですが、「弱者切り捨て」になってしまったのではないかな、ということです。自分だけでは相手を見つけるほどの積極性がない人たちを、女も結婚だけじゃなくていいんだとか、仕事さえしてればいいんだ、という風潮で、単純労働に追いやったうえで、そこでもう、誰も周りは結婚のことは心配しない、というような状況のほうが、気になります。

「女として生きろ」というオプションがない

女性は結婚しなくてもいい、とか、女の人もいい仕事があったら一生仕事だけしていくのもいい、とか、子供を持たなくていい、ということは、自分の女性としての性生活だとか、生殖機能みたいなものは、必ずしも使わなくてもいいんだよ、というメッセージになっているわけです。何が何でも結婚しなさい、というのもたいへん強圧的でもちろん女性にとってもつらいことでしたでしょう。フェミニズムはそれを指摘してきたわけで、それによって得たことも本当にたくさんあります。ところが、よく考えてみたら、少し昔の、「ある程度まできたらお見合いして結婚しなさい」と言っていた人たちは、おせっかいなことであったかもしれませんが、少なくとも「女として生きろ」というメッセージは出していたわけです。

少なくとも、あなたは、まあ何にもできないけど、という言い方は失礼かもしれないですが、この世の中でね、たいそうな仕事はしないかもしれないけれど（やっぱり失礼ですね）、やっぱり結婚して子供を産んで、次の世代を残して、自分で家庭を切り盛りしてごらんなさい、女として生きなさいという方向を、まあ押しつけてたというところもありますけれども、オプションとして渡していたわけです。

誰にでも、全部選択の自由を渡して、何でも自分の意思で好きなようにやりなさい、というのは、じつはとてもしんどいと感じる人も多いのではないかと思います。また、押さえつけられるからこそ、そこに反発して、はね返す力がついてくる、ということもあるでしょう。ですから、ある程度道が決まっていて、だいたい人生こういうふうに生きていけば、最終的にはそのなかで自分の人生の研鑽《けんさん》もできて、役割も果たせて、一生を平穏に終えて、次の世代にも何かを渡せるというような人生のオプションもないと、つらい人も多いと思います。なんでも自分で選んでいい、ということになってとても当惑している人も多いのではないでしょうか。

今はですから、学校を出て、仕事も始めたところで、誰も彼女の女としての人生を心配していないわけですね。なかには娘に縁談を持ちかけるような親もまだまだいらっしゃるとは思うのですが、今どきのふつうの家庭では、そういうことはしないところが増えているでしょう。

昔の、「女として生きなさい」と言っていたころの人たちは、彼女が出産を通じてからだも変革して成長していく、というようなことまでは考えてはいなかったのかもしれませんが、それはそれで、昔からの知恵で、女性はやっぱり相手を持って、性生活があって、子どもを産んで、ということをしていけば、ある程度の、女性としていい暮らしができる、という知恵を、なんとか伝えようとしていたのでしょう。

それでもそこからはみだしていく、という人は昔からいて、そういう人は誰がどう止めようが、どうせはみだしていくんだから放っておくしかない、エネルギーがあるんだから、まあいいだろう、ということだったと思います。ところが今では、ふつうの人がふつうに女としてのオプションを生きる、ということを、誰もサポートしなくなっている。親のほうも、こういう言い方をすると本当に失礼なんですけれども、大した才能もない娘に、「仕事して自分の食い扶持《ぶち》さえ稼げればいいいんだよ」とか、「いい人がいなければ結婚しなくてもいいんだ」というようなメッセージを出してしまうことは、その子にとってものすごい悲劇の始まりではないかと思うのです。

人生は現代が求めている「社会的に重要な役割」を担えなければ意味がないわけではありません。女性としての、主婦としての生活というのは、修行みたいなものですから、毎日毎日同じことをしていくわけですが、その生活を極めていくという修行の上で、子供を育てたりしていると、誰でも六十、七十ぐらいになると、そのなかで自分の人生を生きていくという意味がわかって、穏やかに枯れていくことができるかもしれない、という人生のオプションがあったわけです。今の議論ではそれがなくて、ある意味全部、経済価値に置き換わってしまっているのではないでしょうか。

仕事があれば結婚しなくてもいいよ、ということは、異性関係とか親しい人間関係がなくても、お金さえあれば生きていけるよ、というメッセージを送っていることになります。お金だけ稼ぎなさい、そうしたらあなたはひとりで生きていけますよ、というメッセージです。でも、人間はそんなものではないでしょう。やっぱりひとりで生きていくのはつらいですし、女性は、これはなかなか説明しづらいことですが、性生活がないと、ある程度の年齢になるとやっぱりきついと考えます。前章までの話に戻れば、自分の中で軸を形成していくきっかけというのがないままになってしまいます。

性生活というのは出産と同じで、魂の行き交う場、霊的な体験でしょう。私は出産のところで原身体経験という言葉を使っていますが、じつはあれはセックスでも同じように得られるものだと思っています。非常にいいセックスの経験というのは、自分の境界線がなくなるような、宇宙を感じるような経験ですので、そういう経験をすることによって、やっぱり自分のレベルが上がっていくというか、自分があまり細かいことにこだわらなくなるというか、自分が落ち着いていく先を見つけることができるのだと思うのです。

それに加えて、いつもふれあうことのできる相手がいる、ということも人間としてはとても大事ですし、女性としては、つねに子宮を使っている、ということも大事なことです。すべて、やはり最初に述べたような、「女性性を軽視してはいけない」ということにつながってきます。

性体験はからだをゆるめていく経験

セックスの重要性について考えてみましょう。あまり難しいことを考えず、現実に「セックスする」ということ自体が重要なのではないでしょうか。セックスというのは、からだにしてみれば、「緊張していた状態をゆるめていく」ような経験です。

そういったことがないとずうっと緊張したままになっていますから、子宮系のトラブルは出てくるだろうし、それこそ語源通りヒステリック（ヒステリー＝古代ギリシア語で「子宮」）にもなります。「はじめに」でも述べた、オニババ状態、です。

説明するのがちょっと難しくて誤解も生みそうですが、女性というのは、やはり、少しボーっとしているほうがいいようです。こっちの世界にいるのかあっちの世界にいるのかよくわからないのだけれども、ふわっとしたような感じ、というのがよい状態だと思います。やっぱり、セックスを通じてそういう感じがもっとも身近に得られると思っています。

そこまで難しく考えなくても、単純に、たとえば盛りのついた犬はちゃんと、盛りを抑えるようなことをしないといけないではないですか。そうすると、穏やかになりますよね。でも、女性にそんなことを言っても、私、性欲感じません、という人が多いわけでしょうから、本当に伝えるのが難しいと思います。

子どものころは、自分と外の世界はまっすぐにつながっている、と感じているものです。それが思春期くらいになると、自分と向こうの世界とのつながりがほとんど感じられなくなってくる。そうするとひどい孤独を感じます。世界といつもつながっていた、という意識がなくなるので、自分がひとりですごくつらくなってきます。だから、誰かと、とても深い結びつきを求めるようになる。私はそれが、生殖への欲望というものだと思っています。誰かとつながっていたい、という欲望です。

思春期に入って、誰かとつながることによって、また世界とつながるような方法を模索する、というあたりで、相手を求め始めるわけです。ですから、そこで相手を求め始めるということに気がつかないでいる、ということがすでに問題なのです。それを性欲といってよいのか、人に対する恋しさといってよいのかはわからないのですが、そういうものが本来は誰にでもあるし、そういう思いがある時期に、相手を与えたほうがいいと、ほんの少し前までの日本人も考えていたようです。日本のムラでは十三歳くらいから自由な性的活動の場があったことが、前述の赤松啓介氏の本などからもわかります。

宙ぶらりんのままのからだの欲求の行方

でも、そういう気持ちがあっても、今の社会では、勉強だとか仕事だとか、なかなかほかのことのほうがたいへんで、相手を見つけて関わることができないわけです。できないと、そのまっすぐな性のエネルギーが受けとめられませんから、自分の中に歪《ゆが》みが入ってくるように思います。

結婚の話に戻りますと、異性を求め、誰かと結婚して生活を送るということが、少し前までは促進されていたわけです。それが十三歳ではなくて二十歳、二十一歳だったとしても、最終的にはそういう相手を見つけましょう、ということになっていたわけなのですが、今はそれが機能していないのです。

そこで、自分が勝手に相手を見つけられるようなエネルギーのある〝メス〟だったらよいのですが、そうでない人は、そういう「誰かとつながりたい」という思いが宙ぶらりんなまま、一生を過ごしていかなければならなくなります。そういう「本当は誰かとつながっていたい」という思いというのは、遂げられないといろいろなかたちでトラブルを起こすと私は思っています。不定愁訴とか、どこか具合が悪いというのは、全部その思いが満たされていないからではないかなと思うわけです。

これは、今流行《はや》りの「スピリチュアル」なレベルでの話のように聞こえますが、即物的に、性欲が出てきた段階でそれをまっすぐに発現できないでいると、いろんな歪みが入ってくる、という言い方でも同じです。

スピリチュアルなことというのとからだのことというのは、本当に表裏一体なのです。スピリチュアルなことが裏にあるので、からだにそれが出てくる。というのも、本当は人間は、誰かとつながることによって、もう一度自分が自然とつながっていたという経験を取り戻しながら生きていって、次の世代を産むようにできているのに、それができていないから、からだの上でやはりトラブルが起きるわけです。これは後でもっと述べますが、子宮を大事にしていないということは、思ったより大きな問題になりうるのです。

今、スピリチュアルなことを若い女性が求めている、とよく聞きます。からだで経験できないことを、そういう本を読んだり、話を聞いたりすることで補っているようなところが、本人たちは気づいていないかもしれませんが、あると思います。やはり豊かな身体経験が足りないのではないかと考えるのです。

安易な処方箋に見えるかもしれませんが、こういうことから考え直さないとなぜ結婚しなければいけないのか、とか、なぜ相手が必要なのかということを、いまさら説得できないように思います。

人間というのは、そもそも誰かとつながったり（つまり皮膚がふれているということですが）、誰かとくっついたりしながら生きていくようにできています。実践的には、そういうふうにして生きていって、次の世代に命を渡すということだけが、この世の中でやること、とは言えないでしょうか。ですからそこを否定したときに、いったいどんな生き方があるのか、ということを、今誰も提示できない。そういったことを、仕事だなんだという低レベルなことで、ごまかしていたらいけないと真面目に思います。

本当に、もっと男として女としてのからだの経験を豊かに、ということにつきるわけです。たとえば、イヴァン・イリイチという人は、一九七〇年代を中心に近代産業社会批判をラジカルに繰り広げた〝詩人〟（文明批評家・社会評論家と言う人もあります）ですが、彼が「ヴァナキュラーなジェンダー」と言ったのは、このことでしょう。土着の男と女のありようというものがあって、その絡《から》み合いから文化が出てくるものなのですが、近代産業社会というのは、そういう男の文化、女の文化、男と女の関わりをつぶしてしまって、モノセックス化することによって出てくる社会だ、と彼は言いました。男と女が、男と女としてあるための大前提を、崩してしまう、と。イリイチが最初にこういうことを言ったときには、まだピンとこなかった人も多いと思うのですが、本当に現代は彼の危惧通りになってきていると思います。

モノセックスというのは男と女がまったく同じで、境界がなくなってしまって、つまり、お金を稼ぐだけの機械になってしまうことです。まさに今、そうなりつつあります。

だから「結婚しなくていいよ」とか、「いい仕事があったら子どもなんか産まなくてもいいよ」というメッセージというのは、やっぱり「中性として生きろ」というメッセージなのです。中性として近代産業社会に奉仕せよ……それでよいのでしょうか。

少子化対策の的はずれな感じ

少子化対策も、少々おかしな主張に見えます。今の少子化対策は、「妊娠出産子育て」というのが、働く女性にとっては重荷になっていて、この近代産業社会を維持していくのに負の要因だから、どうやって公の人たちがその負の要因をカバーできるか、という議論です。それだけでは女性の心とからだにまったく響かないことに気づいていません。

人間はもともとは、相手を持って生殖活動に励む、ということに基礎があるのでしょう。子どもを産むことやからだに向き合うことによって、女性の人生というのはレベルアップして、より広い視野を持っていろいろなことができるようになるわけで、やはりそれが喜びであり楽しいから、みなにそういうことをしてほしいと思う、というのが本質だと思います。とにかく相手を持ったり、子どもを産んだりすることは、女性のからだにとって必要なことなんだ、と。必要で楽しいことだからやるんだ、というメッセージを伝えずに、いつまでたっても、「妊娠出産子育てはマイナスなこともあるけれども、それをカバーすることを行政が設けますから、産んでください」ということばかりでは、誰もやっぱり子育てしたいと思いません。

子どもが増えないと産業社会が衰退してしまう、どうやって社会を維持していこうか……という側面からしか少子化をとらえていないから、そういう話にしかならないのだと思います。とはいえ、今、とことんまで、男と女のありようだとか、その性的なつながりだとか、自分の身体性みたいなものを意識していくと、今ある近代産業社会というものと、大変な軋《あつ》轢《れき》が出てきてしまうだろうことは推測できますから、そこまでやる気はないということなのかもしれませんけれど……。

一人一人が本当に自分のからだの中心を持って、自分のからだを大事にして、セクシャルな相手を大切にして、子どもを育てることをいとおしむようになったら……、そういうことができるような近代産業社会というのが、どんなふうに存在するのか、というのが、私たちはまだわかっていないのです。

ヨーロッパの国などが少子化対策として先進的にやっていることを、ただ学べば済むことなのか、という疑問も湧いてきます。近代産業社会というのは、どうしても西洋がモデルで、西洋式のものを世界に広めていく、ということが根底にあるわけですから、それを見直していくときには、ここでこそやはり、土着の文化、それぞれの土地の人間のありように関わるような、日本においてこそ成り立つ生活を立てていく仕組み、というのを考えることが大切になってくると思います。

なぜオニババになるのか

どうして女性性を軽視したらいけないのか、どういうトラブルが起こるのか、ということをひと言でいうと、繰り返しになりますが、やはり、世の中がオニババばっかりになってしまう、ということではないでしょうか。

女性というのは、自分のからだを使って、セックスしたり出産したりということをしていないと、自分の中の、女性としてのエネルギーの行き場がなくなる、と私はとらえています。

インド医学、アーユルヴェーダなどではクンダリーニが上がるという言い方もするそうです。性欲としてその人が感じているかどうか、意識しているかどうかは別として、やっぱり人間として、女として生まれてきたら、女としての性を生きたい、というからだの意思がありますから、それを抑えつけて宙ぶらりんな状態にしていると、その弊害があちこちに出てくるものです。

からだが実際に具合が悪くなってしまったり、たいへんイライラしてしまって、人をまったく受け入れられない人間になってしまったり、ものすごく嫉妬深くなったり、自分ができないことをしている人を見るととても許せなくなったり……。自分のからだを使って、性経験や出産経験を通じて穏やかになっていく女性とは正反対の方向に行ってしまうわけで、そういう人たちを昔はオニババと呼んだのでしょう。

昔話で、山里に行って包丁研《と》いで、というお話って、本当にびっくりするほど多いですよね。昔の人はオニババを大量生産しないための知恵というのもおそらくはわかっていて、ある程度強制的に結婚させたり、性体験の実地教育なども進んでやっていたのではないかと思います。

話はちょっとそれますが、雪女のお話のような、「キレイな人を泊めて仲良くなったのに実際は化け物だった」というような話もあります。私は、自分の子には、君たちはもうすぐいろんなガールフレンドができると思うけど、顔がかわいいからっていって、ぜったいにそれだけでだまされてはいけないんだよ、日本昔話を見てごらん、すごくきれいな女の人っていうのは、みんな化け物でしょ、みんな性格悪いか、化け物でしょって言うと、うんうん、って言って聞いてますが、そういう教訓のお話もあると思います。

まあ、これは冗談と思っていただいてもいいのですが、昔話には、いろいろな裏がいっぱいあると思っています。ただの作り話だけ、ということは、ないのでしょう。

話は戻りますが、女性こそ豊かな性体験が必要だというのを、説明しようとした人はたくさんいます。たとえば、『愛のヨガ』という本を書いたルドルフ・アーバンという人は、からだには電磁波のようなものがあって、電位差ができるから、セックスをすることによってその電位差を静めなければならない、という言い方をしていました。

ひとりだけでいると電位が上がってしまうので、ふれることによって落ち着かせる、というようなことです。その方に限らず、なんとかして女性の性エネルギーについて説明しようとした人はたくさんいます。本当に仲が良くてセックスしてる人たちの周りというのは、発光しているように見える、ということが言われたりもしています。

からだは共に生きる誰かを探している

結婚しない人が増えている、ということを取り上げましたが、結婚という制度を大切にするかどうかはそんなに重要なことではないと思います。パートナーが一人かどうか、ということも、重要でないかもしれません。フランスのように、事実婚が制度としての結婚の数を大きく凌駕《りようが》して久しい国もありますし、離婚や一夫多妻が多い国もある。

でもとにかく、望む人はパートナーが持て、性生活があって、結果として子どもができたら子どもを産めて、ということは、人間として生きていく上でとても大切なことのはずです。どんな人にもパートナーが見つかるように……おそらくもともとは、そのための制度として、「結婚」というものができたのでしょう。

元気があって自分で相手を見つけてきて、さっさとセックスをしてしまって妊娠したり、させたりするような人たち、また、どんどんパートナーを作って結婚してしまう人たちは、問題はないのかもしれません。若くして子どもを産めるような社会環境を整えてあげさえすればよいのですから。

問題は、何度も言いましたが、上の世代からは「必ずしも結婚しなくてもよい」、というメッセージを受けていて、なおかつ自分だけでは相手を見つけて結婚できない、という人たちではないでしょうか。

女性の持っている性に対する身体性について、やはり私たちはどうも過小評価をしているのではないかと思います。今は、女性も別に結婚するだけが人生ではないし、母親が歩めなかったような人生を歩むこともできるし、仕事があれば困らないし……ということで、三十代、四十代で独身、という女性が増えてきています。このまま、未婚でひとりで老いていく女性が増えていくと、どうなるのでしょう。

女性は男性よりも身体的に鋭いところがありますから、密な人間のふれあいなしには、生きてはいけないし、セックスもその途上にあるでしょう。そういうものなしに女性が生きていく、ということは本来ならば、修道女になる、など並々ならぬ決意がいるものなのだと思いますが、それに気づいていない人がほとんどだと思います。

「子宮を空き家にしてはいけない」

大人になって性関係を持たない女性が、どういうかたちで自分のからだを確認していくのか、というのはとても大きな問題だと思いますが、あまり論じられていません。性関係を持たないのであれば、それに代わる何かが必要なように思われますが、そのための答えを用意した人はそう多くはいません。

先ほども少し紹介しましたが、ルドルフ・アーバンという人が一九四八年に書いて、日本では一九八二年に邦訳が出版された『愛のヨガ』という本があります。アーバンは医者で、セックスのことをずっと研究していた人です。彼はふつうの女性が成熟した年齢に達していて、結婚できなかったり、身体のふれあいが得られない環境にあるときどうするか、ということに対する具体的なレシピを書きました。

もちろん、ふつうの女性（ここでいうふつうの女性、というのは、聖職者や芸術家など特別な使命を持って独身を選び取る女性以外の女性ということです）がそういう環境にあるとき、女性の健康に問題が起こりやすい、ということを前提としています。アーバンは、お風呂でお湯を還流させながら長く入る、という、具体的な方法を提示しています。

野口整体の創始者、野口晴哉は、男性の場合は「回春法」といっていつまでも若くいられるように整体術を使うこともあったが、女性の場合は必ずしも、そうやって若くてみずみずしいままでいることがよいわけではなくて、「花月」という、女性性を閉じてしまうような骨盤の動きを導き出したほうがよいこともある、ということを書いておられます。

女性が定期的な性生活を持たないとき、どのように自分の身体性と折り合いをつけていくか、ということの具体的な処方箋は、じつはあまりたくさんありません。

女性の身体性は、うまく発散されていかないと、破滅的なものになっていく可能性がありますから、本当は、さまざまな文化がそれぞれにいろいろな処方箋を持っていたのかもしれません。アイヌの産婆さんも、「子宮を空き家にしてはいけない」とつねづね言っておられたそうです。

今、女性が結婚しなくなり、また、させなくてもいいではないか、という方向になっていると、とてもたくさんの人数の「結婚までたどりつけない」人たちは、とてもつらい立場になってしまうのではないでしょうか。

そのために、もう少しよく考えられた身体のトレーニングを行なうとか、発想を変えたパートナー探しを行なうとか、さまざまな方法を考えるべきときに来ているような気がします。

若者は背中を押されるのを待っている？

配偶者探しということに、どの民族もこだわっていたのは、それなりにわけがあるというのは、先にも述べました。自分で相手を見つけられる人は本当に強い人間で、自分で見つけられない人も多いから、でもそういう人でもきちんと身体的接触ができるように結婚という制度ができてきたのだろう、と思っています。

私は二〇〇四年三月までは、国立保健医療科学院という、厚生労働省管轄の研究機関にいて、その後女子大に移りました。この本を書いている今、女子大の前期の講義を終えたばかりです。四月から授業をしてきた短い間にも「先生の話を聞いていて、結婚なんてしなくてもいいかもと思っていたけど、やっぱりしてみようと思いました」とか、「早く子どもを産んでみたいと思うようになりました」ということが授業の感想に書いてあると、やっぱり嬉しいと思います。そんな学生との関わりのなかから思うのは、やっぱり、誰かがちょっときっかけをくれると、そのことをそれなりに気にして自分でも考えるわけですよね。考えたあげく、やっぱりこういうことを大事にしなきゃ、という結論に達してくれたりすると、それは本当に嬉しいことです。

私の勤めている大学の学生は、みんなしっかりと仕事を探すようなタイプの女性が多いですから、それに加えて女性として生きるということを考えられるようになると、とても魅力的な女性になれることでしょう。

話していても「妊娠して子どもができたらやめなきゃならないような会社は、最初から入らないほうがいいのかもしれません」という言葉が、学生の口から出てきます。働き出す前に、こういうことを一度考えておくかおかないか、というのは大きな差だと思います。

ちょっと話をすると、いろいろな反応があります。やはり、先の世代が投げかけていって、いろいろなものを呼び起こしていくことが大切だと思います。「事を起こすと、その振動が伝わるので、共時的にさまざまなことが起こってくる」ということもあるでしょう。ですから、若い人がこうであってほしいな、ということをいろいろ言っていると、じっさいに若い人がそういうふうにする、ということはありますし、声をあげると、それに共鳴する人が出てくる、ということもありえます。

今、小学生ぐらいで、きものを着たいという女の子が増えているようです。一生懸命前の世代を否定してきた世代はもう超えたから、今は、いいものはいい、かわいいものはかわいい、ということで受け入れられるようになっている。私は毎日きものを着ていますが、小学校高学年ぐらいの女の子に、よく声をかけてもらえます。

私は次の世代にとても期待しています。月経血の調節なんて、みんなすぐできるようになるのではないかと思います。それこそ、「あんな大きなナプキンが出回っていたころがあったけどねえ」みたいな感じになるのではないでしょうか。「味の素を一生懸命振りかけていた時代もあったけど」というような感覚と同じで、大きな生理用ナプキンも、過去の遺物になるかもしれないなあ、と思ったりもします。けっこう、若い世代は感度がいいのかもしれません。本当は、私たちはもうそこに期待するしかないわけです。

性体験はもっと深いもの

ところで、結婚しなくてもつねにパートナーがいれば問題はないのではないか、ということを言いましたが、それでもやはり、結婚というかたちで特定のパートナーと一定の性関係を保つ、ということもとてもよいことなのではないでしょうか。というのも、性体験というのは、本来相手を次々に替えなければ楽しくない、というような薄っぺらなものではない、と思うからです。

やはり性的な相性には、確かに機能的な相性という側面もあるでしょう。ですから、すごくからだの相性のいい人というのは確かにいるはずですが、でも、一方で、誰が相手でも、すごく仲良くしていければ、ある程度までの満足というものは得られるものだと思っています。

昔の日本のムラや、サンカの世界などでは、それこそ、本当に十三歳同士ぐらいで結婚させたりしていたわけですが、自分の性欲が出てきた時点で、周りの人にきちんと導かれながら、お互いのからだを慈しむということを覚えると、次第にそれが深いものだと思えるようになるということです。性の関係というものは、けっして最初のセンセーションだけではなくて、お互いに開発していくものですので、その関係の深さというものを覚えると、同じ相手でもあまり飽きないものではないでしょうか。

そこで新しい人にいってしまうと、また一から関係を作りなおさなければならない。それは深い体験を知っている人にとっては、面倒くさいとさえ感じてしまうのだと思います。それだったら、ずっと一緒に居る人と一緒に開発をしていって、楽しいことに行き着くほうが嬉しいじゃないか、というふうな面もあるでしょう。

わざわざとっかえひっかえして新しい人を探しても、最初のセンセーションはあるかもしれないけれど、それだけかもしれない。それよりも、特定の人との間で、相性のいいからだにお互いに時間をかけて作り上げていく。その作業がとっても楽しいことなので、みんなそれをやめないのではないでしょうか。

だから、たとえば相手をとっかえひっかえしている男性というのは、「初歩的なセンセーションで楽しむだけが、一番楽しいと思っている薄っぺらな男です」と額に書いてあるみたいな気がしてしまうのです。

中高年で仲が悪い夫婦というのもそうですし、どんどんどんどん相手を変える人、というのもそうですが、そういうことをわりと恥ずかしげもなく口にしてしまったりします。でも、そういう人の顔を見ていると、「私のセクシュアリティのあり方について」というのが全部書いてあるような気がして、聞いているとすごく恥ずかしい感じがします。「私は相手はいるけどそんなつまらないセックスしかしていないんです」と書いてあるように思えてしまうのは考えすぎでしょうか。

具体的な性に関わる身体技術という意味でも、今は鍛える場所が減っているのでしょう。たとえば従来の花街などに見る、色筋の方というのは、すごいパフォーマンスで自分たちを鍛え上げてきた人たちです。ある意味では身体技法のプロフェッショナルだというふうにもとらえることができる。モラルといった視点で見ると、何を言っているんだ、ということになってしまうのですが、日本人のもともと持っていた身体文化の、一番のエッセンスが、そこには伝承されていたと思います。そういうものを通じて、セックスに関わる身体性ということで男性が鍛えられる機会がたくさんあったわけでしょう。

性に関わらない身体性なんて本当はない、と言い切ってもいいくらいかもしれません。それを、こんなに軽視していていいのか、という話に戻ってくるのです。生まれてからそういうことは何も教わらずに、勉強とか趣味とか、いろいろなことを現代の人間はしていますけれども、それらはすべて、本質的な性欲が満たされないなかでの発散手段になっているところがあります。ですからそういったことだけしかしていないと、やはり歪みが入りますよね。所詮発散なのであって、まっすぐな発露ではないわけですから。でもその歪みによっていろいろな芸術ができたということも、もちろんありますから、一概に否定はできません。

アメリカ流の薄っぺらい性行動

性体験の深さということで言えば、たとえばお乳にこだわって吸ったりするというのは、性行為としてすごく稚拙《ちせつ》なことといえないでしょうか。男の人が小さいときに、おっぱいをきちんと吸えなかったから、大きくなってから吸っている、というふうにしか見えないのです。アメリカ文化が、胸だ胸だというのは、ミルクで育てた世代の弊害なのではないかと思ったりもします。

胸というのはもともと、それほどセクシュアルアピールのある重要な場所ではなかったのではないでしょうか。ちょっと前の日本では、平気でぽてっと出していたわけです。胸に限らず、アメリカ流の薄っぺらい性の傾向、というものが目につくように思います。

ポリネシアンセックス、というのは、一時週刊誌でも話題になって特集をされていましたけれども、とても深い性の経験のようです。長い時間をかけてお互いにからだをくっつけている。ポリネシアの方のコメントも紹介されていましたが、ポリネシアでは、欧米人が映画の中で、セックスのときに上にのっかってワッと終わってしまうのを見て、みんなで笑っているという。なんだ、あれは、ということで、理解できないといいます。

たとえばセックスをする環境というのも、ブラジルのインディオなどはあまり場所を気にしないようですし、太平洋の島の人たちも、子どもがいるところでも行なわれていて、子どもに囃《はや》されたりすると、「いいだろう、大人になるとこんなことができるんだぞ〜」というふうに応えたりするという報告もあります。サンカにしても、人に見られてもやめたりしなかった、と。今の私たちにはとても真似できませんが、性体験というものが本来はどのようなものだったのか、ということを想像することはできます。

アメリカ発のセックスのクリトリス主義というのも、何かおかしくないでしょうか。日本には神社がありますが、神社は女性性の象徴が建造物になったものだという話もあります。鳥居、参道、お宮。鳥居は入り口で、参道は産道、お宮は子宮です。そして鳥居をくぐって入ってくる御神輿《おみこし》が精子です。クリトリスなどは、鳥居についたマークみたいなものです。そんなところで、鳥居の入口で遊んで楽しいと思っているなんて、なんてもったいないこと、と昔の日本人なら思うのではないでしょうか。

　クリトリスは、マスターベーション用のボタン、くらいの存在ではないのでしょうか。子宮というのは、やっぱりときどき、体操じゃないですけど、ゆるんだり、キューッと締めたり、そういうことが必要だと思うのです。収縮したり、ゆるんだりする、つまり子宮はつねに活発に動いていたほうが健康だと思っています。健康に動くためには、ゆるむことも必要だけど、収縮することも必要で、だから性交によるオーガズムというのは、子宮が収縮するので、子宮にとってはいい運動になっているのでしょう。

　でも、そういうことをあまり普段できないのであれば、少しぐらいは子宮を収縮させておくほうが健康に暮らせるので、そのための装置としてクリトリスがあるのではないかと思ったりします。だから、相手の男性がいるときにやることではなくて、御神輿が入ってくるときに刺激されるというのは、ただ副次的なものなのだと思います。

　先ほどのルドルフ・アーバンの本にもありますが、絶対にクリトリスは触らせない、という文化もあるのです。未熟な女の子の時期に、クリトリスを用いたセックスばかりしていると、膣の感覚が開発されなくなるので、触るな、ということだそうです。こんなものだと思っていたら、先に行けない、という示唆なのです。思えばアメリカで書かれる性行動の本ではクリトリスの話ばかりで、やはりとても薄っぺらなものに感じます。

先ほどの神社の話に戻りますが、日本ではそんなに深い性の象徴を、魂の拠り所になる建築物として造っていたわけです。神社で行なわれている行事などにも、深い示唆がたくさんあります。ある建築家の方が「建築というのは自分の見ている身体性の反映だ」とおっしゃっていましたが、しみじみとそれを感じます。日本で今造られている建物は、むちゃくちゃなものが多いですよね。何かを象徴しているようではありませんか。

西洋の教会というのも、彼らの世界観を表わしていたと思いますが、日本は神社、でした。セクシャルなことのメタファーに満ちた暮らしが、日本人にとってふつうのことだったのかもしれません。

卵子にも個性がある

女性性の象徴に神を見ていた昔の日本人……。そんな気持ちをもうすっかり忘れてしまっていますが、自分の子宮とその周辺部にも、もう少し女性は耳をかたむけてもいいのではないかな、と思います。

たとえば、月経が始まって二週間ぐらいすると排卵が起きるわけですが、その一週間前、つまり月経開始から一週間後ぐらいのときは、なんとなく人恋しくなります。それは、別にすごく性欲が昂進する、という感じではなくて、それこそ誰かと電話で話したい、とか、一緒に何かしたい、とか、一人でいることがただささみしいような気持ちになることがあるのです。排卵したときに急に発情して、それから相手を探しても間に合いません。それよりは一週間ぐらい前にきちんとホルモンが出て、人恋しくなるように、「誰か探せ、誰か探せ」と卵子がからだに呼びかけているのかなあ、と思えませんか。

月経前に起こる「月経前緊張症」というものもありますが、これは「卵子の悲しみ」が伝わってくるのではないかと思っています。せっかく排卵したのに、全然精子に出会えなくて、むなしく死んでいく卵子が毎月毎月いるわけです。トイレに落ちてしまって、あれ〜という感じで流されてしまう。卵子というのは、そこから子どもが育っていくわけです。からだの中では一番大きな細胞ですし、やっぱりそれぞれ個性があるはずなのです。なかには、「私はもう絶対に赤ちゃんになりたい」と思っているような卵子もあるわけで、そんな卵子にとってみれば、全然精子が来てくれなくて、もうトイレに落ちてしまう、と思っただけで、すごくショックなわけだと思います。

ですから、排卵して一週間ぐらいすると、卵子のくやしさ、悲しみというのが女性の感情に移ってくる。だから月経前一週間ぐらいは、ものすごく暗い気分になったりするのではないかと思うのです。でも、そういう気分にならないときもあるわけで、それは卵子の個性ではないかな、と思います。卵子にしてもあきらめの早いのもいて、「しょうがないか、まあ今回は」みたいな感じでトイレにすっと落ちてくれるのもいるけれど、我《が》が強くて「全然来てくれなかったわね……」みたいなものすごい怒りとともに流れていく卵子もいるかもしれない。ですから、卵子の気持ちがけっこう女性に通じていたりするようにも思うのです。

ですから、「今回はきついな、生理の前に」と思うような場合には、「ああ、今回はかわいそうな卵子だったんだ」と卵子に思いをいたしてあげる、などという気持ちの持ち方もできるのではないでしょうか。

いったい自分のからだの中に何個卵子が準備されていて、そのうちのどれだけが精子に出会えるのでしょうか。やはり失意のうちに落ちていく卵子がほとんどで、子宮にしても「毎月毎月準備してるのに、なんでこんなに使わないのよ〜！」とやっぱり思うでしょう。そういうことをまったく無視していると、だんだん子宮もいじけてきて、頑《かたく》なになって筋腫になってしまったりとか、ねじくれて子宮後屈になったりとか、子宮がいがんでくるような気がするのです。

婦人科を受診すると、後屈も内膜症も、みんな妊娠したら治ると言われた、と憤慨して帰ってくる女性が多いのですが、それはそうでしょう。子宮が鬱屈《うっくつ》しているわけですから、それをあるべき用途に使うと治る、と言われると、納得できます。

そう考えると、昔は平気で一人で十人とか産んでいたわけで、完全な授乳中には基本的に排卵は起こりませんから、そのころは生殖年齢にある間、月経はほとんどなかったのかもしれません。産んでおっぱい産んでおっぱい産んでおっぱい、という連続です。授乳が終わって最初の排卵でまた妊娠して、という感じだったのでしょう。月経のない二十年、というのもざらだったのかもしれません。

そう思うと、そのころの卵子ってむだになっていなかったのですね。

子宮口にも心がある

思えば、子宮とか卵子というのは、女性の意思とは無関係のところで、毎月毎月、いろいろな準備をしてくれているわけです。女性がそういうことに、まったく心をいたしていないというのは、とても残念なことではないでしょうか。

たとえば、「子宮口に心がある」ということを、よく助産婦さんはおっしゃいます。検診のときなどによく感じるそうです。子宮口というのは、すごくきれいなピンク色で、ふわ〜っとしているのですが、それがたとえば子宮ガン検診のときに子宮口の粘膜に金属がふれたりすると、ビクッと反応したりするそうなのです。それがものすごくリアルな反応で、緊張してたり、がちがちになっていたりするのがわかると、検査しにくいそうです。

検査台に上がったときに、産科医や助産婦さんが見ているのは、それこそ子宮口なわけですが、そこに「心がある」と感じるという話は本当によく聞きます。

経験ある産婦人科の先生方には、子宮はできることならば取ってはいけないと言われる方も多いのです。筋腫が見つかると、たとえば「もう使わないから」と取ってしまう場合も現実には多いみたいですが、でもやっぱり、使わなくても、なるべくなら取ってはいけない臓器だと思います。女性性の中心ですし、閉経してからももちろん子宮は生きていくものです。

ですからいくつになっても、「自分の子宮はピンクでハート形みたいになってキラキラしている」というようなイメージを持っているのがいいのでしょう。たとえ、今までにすでに取ってしまった人でも、もとはあったのですから、イメージするのがよいと思います。

私の友人の産科医に聞いた話です。おばあちゃんなども産科の外来にいらっしゃることがあるそうで、内診させてもらって、「いやー、おばあちゃん、まだ元気でいけそうだよ!」などと言うと、みんなぽっと顔を赤くして嬉しそうにするんだよね、と言います。そんなことを言われて嫌がる人など、一人もいない、と。「まだ現役でいけるよ!」なんて声をかけると、「え、そんなの、あたしなんかおじいさんもいないし」なんて答えたりする。そうすると、「ああ、もったいないなあ」なんて言うのだそうです。そうするとみんな、本当に嬉しそうにしてくれるそうです。

もちろん、これは、その先生の人柄が大きいのですが、そんな会話をしていると、おばあちゃんもまたしばらくすると外来に顔を出してくれたりして、なんとなく生き生きしてくれているような気がするそうです。

子宮は生きている、といえば、思い出す話はまだあります。

これはニワトリの話なのですが、何年か前に有名な科学雑誌「ネイチャー」に発表された論文に、次のようなものがありました。

ニワトリというのは、フリーセックスで(こう書くとおかしいですが)、いっぺんにいろいろなオスと交配するのですが、排卵するのは、そこにいる群れの中の一番強いオスと交配したときだけなのだそうです。つまり、ニワトリのメスとしては、このオスの子どもが産みたい、というのを判断しているらしいのですね。だから、ほかのオスとの交配のときには排卵しないのに、その強いオスとだと排卵する。「このオスの子どもだったら産もう」というのを、ニワトリのメス側がきちんと決めているわけです。

ヒトはニワトリより進化しているはずですから、人間にももしかするとそういうからだの判断というのがあるかもしれません。卵子が「このオスがいい」と思って、ポンと出てきてくれていないというケース、本当は無意識に「今のような状態で本当は子どもを産みたくないのだけれど……」などと思っていることをからだが感じ取っているケース。あるいは、子宮口のほうで、どこか自分が「これじゃあ嫌だ」と思っているものを感じて拒否しているケース、といった不妊もあるかもしれません。

子宮のほうにも心がある、というのは言いすぎにしても、子どもを授かるというようなことは、人が頭でわかっている以上に、さまざまなことが絡み合っていると考えたほうがよいと思います。

「お産はセックスから始まる」

そもそも性と生殖というのは、霊的なところから見ないと何も見えないものでしょう。前にも述べましたが、命を生み出すことなのですから、とても言葉だけでは説明できないのです。

チベット医学では、お産のことというのは当然「セックスから始まる」と言うそうです。お産を語るときには、妊娠した時点ではなくて、もっと溯って、「できるだけ清浄な気持ちで、よい気持ちでセックスをしてください」というところから始まります。それは別に体位がどう、とかそういったことではなくて、気持ちとして「天に通ずるような、すごく清らかな気持ちで」相手と向き合いましょう、つまり、一生懸命愛し合いましょう、と。そういったところから命が始まる、と言うようです。妊娠を図に示したものを見せていただいたこともありますが、やはりセックスから始まっていました。

それは、とてもまっとうな考え方です。人間が生まれたり、死ぬ、ということは、人間の理論だけでは説き明かせないものです。そう考えると、私たちにできることというのは、今ここに持ってきているからだを使い、自分たちのからだを大切にして、からだの声を受けとめて、自分の選んできた生を受けとめる、ということだけなのです。それができてこそ、

「新しい命を授かる」という境地に近づける、というふうになっているのだと思います。ですから、自分の女性性や子宮の存在を受け入れられないで生きてきて、ここへきて急に子どもだけ作ろう、と思っても、それは虫がいい話ではないかと思うのです。

最近は不妊が増えている、ということは周知の通りですが、不妊治療にたずさわる医師に聞いても、検査で異常が認められるような不妊というのは本当に少ないということです。精子が少ないとか、排卵に問題があるとか、そういう原因のわかる不妊というのは少ない。逆に、なぜ不妊なのかわからない、というケースのほうが圧倒的に多いといいます。

やはり、精神的なことのほうが原因になることが多いのではないか、とおっしゃる人が知り合いの産婦人科医のなかでもたくさんいます。治療してもどうこうできるものではない、というのはとてもつらいですよね。不妊で苦しんでいる人を傷つけることになったらとても不本意ですが、やはり自分のからだに向き合って、自分が女性であることを楽しんでいるでしょうか、という問いかけをしてみたいと思います。子どもを産むということと、二人で仲良く暮らす、ということが全然分かれている、というのであれば、それはとてもおかしなことだと思うのです。ここでもまた、自分の人生のあり方というのが問われています。

セクシュアリティの流れが悪いと病気になる

私の友人で、三十歳を過ぎて、出会いがあって最近結婚した方がいます。その女性は月経不全などの問題をいろいろと抱えていたのですが、結婚後わりとすぐに妊娠したのです。それで、よかったね、と話を聞いてみましたら、そりゃ毎日やってれば、すぐ妊娠しますよねー、みたいなことを言っていました。「やっぱりセックスしてるとすごく体調いいし、今までおかしいなと思っていたこともすっかり治りました」と言うのです。「三十過ぎてひとりでいたらいけないですねえ」などとも言っていました。パートナーの方も、「君、ほんとに健康そうになったね」と言ってくれるそうです。だから「毎日セックスするのってすごくいいことだと思いました」なんてしみじみ言うのです。妊娠というのは、そんなふうにするわけですよね。新婚さんというのは「顔見ればセックスする」みたいなもので、そうしているから妊娠するのです。

でも今の多くのカップルは、不妊の相談を受けるような人の話を聞いても、排卵日前後しかしないとか、子どもを産むためになんとかセックスしようとしている感じで、楽しそうにしている感じに聞こえないのです。本当は、楽しく一緒にいるうちに子どもができた、というのが理想的だと思うのです。もっとお互いにふれあったり、セックスはしないとしても、もっと一緒にいることを楽しんだり、ということが大切で、そういうことがないのだとしたら、本当にさびしいと思います。

不妊に苦しんでいる方が多いなか、安易な処方箋を書くことはできないですけれども、もっといっぱいふれあうというのは、いいことだと思います。たとえば先にあげた十分にからだにふれるポリネシアンセックスなどは、解決策のひとつだと思いますし、『愛のヨガ』という本でも、とにかく性交する前にからだをたくさんふれあいなさい、ということを言うのです。くっついていると、非常に気持ちが穏やかになってきて……そして気持ちが高揚して、と。そういうところをなしに、ワーッと勢いだけで、アメリカ映画のようなセックスばかりしていると、だんだんイヤになるのではないでしょうか。

また不妊に加えて、子宮まわりのトラブルも増えています。女性性を否定して働かなければならないような厳しい環境にある人に、特に多いように思います。ですから、いくら薬で治療したり、手術をしたりしても、根本的なところを見直さないでいては解決にならないと思います。セクシュアリティの流れがすうっと行かないと、人間、病気になります。病気というのは、人間に「ここに注意が足りないですよ」と気づかせるきっかけを促しているわけです。でもそれに気づかずに、薬で抑えると、また結局同じことになってしまう。子宮というのは他の臓器以上に敏感に、生活や精神的な問題を反映しているように見えます。

行き場を失ったエネルギーをどうするか

女性は子どもを産めるということで、男性よりも身体パフォーマンスが高く作られていることは前にも述べました。運動科学総合研究所の高岡英夫先生によると、武道をしている人が二十年も三十年もかかって手に入れるような身体パフォーマンスの高さを、女性は、月経と、そして子どもを何人か産むことで、手に入れることができるといいます。

子どもを産んで女性が強くなる、というのは、不満を抱えたまま家庭を我が物顔でとりしきって威張る、という強さではなくて、豊かな生殖経験で得られたからだの中心軸を支えに、受けとめ力のある、腰の据わった人間になっていくということなのです。腰の据わった人、というのは、かっこいいですね。堂々たるおばさんになりたいものです。

ここで言うおばさんというのは、エロスを忘れたただのおばさんではありません。物欲に支配された女性も多いですが、度が過ぎるのも、性欲が満たされていないからでしょう。やはり、物欲が多い人は欲望がガーッと出てきているのが目に見えるようです。でもそれももともとは性欲なのですから、きちんと性欲としても昇華させてあげるために、世のご主人たちももっとがんばってください、とも言いたくなります。そこを全然やっていないから、あんなにほかのことで一生懸命やってしまうのです。

しかし、人間というのは、性欲を抑圧することで、いろいろな文化を作ってきたようなところがありますから、一概に否定するつもりはありません。問題は、特に女性はある年齢になると性欲をうまく発散させていく必要が出てくるのですが、それが今は重要視されていないということです。

性欲がうまく昇華される必要があるのは、三十代後半以降だと思っています。インド医学でも女性の性のエネルギーとして、クンダリーニが上がっていくのがやはり三十八歳ぐらいといいます。蛇のかたちでエネルギーが上がっていく図が示されているのを見たことがある人もいるでしょう。

このような時期に適切に昇華していかないと、オニババになるのだと思うのです。四十代、五十代でとても怖い品のないおばさんになっている、というのは、三十代後半のエネルギーの出どころが、きちんといっていなかったからなのです。

何度も言いますが、自称「負け犬」の人たちはお金もあるし、力もありますから、よしんば結婚しなかったり子どもができなかったとしても、恋人がいる生活をするのでしょうから、あまり心配していません。負け犬だ勝ち犬だとか言っている人たちというのは、所詮恵まれて、学歴もあり、家族も自分にお金を投資してくれて、親も勝ち犬だ負け犬だと心配してくれるような人ですから、人生の強者です。そういう人たちはどんなふうにしたって、生きていけるのです。ですから、彼女たちは好きなように生きればよいのだと思いますが、問題はそういうカテゴリーにない人たちです。そちらのほうがマジョリティなのですから、そういう人たちが、間違った方向に導かれることを心配してしまいます。

「盛り」としての持ち時間は意外に少ない

よく考えてみると、人生の盛りとしての持ち時間というのは、そんなに長くないのです。女としての盛りとしての持ち時間といのは、閉経までです。生殖を前に出して生きている時間、つまりリプロダクティブエイジ（生殖年齢）というのは、だいたい十五歳から四十九歳までです。実際には、四十五歳ぐらいまでかもしれません。

それが終わったら女ではないのか、といったら、それはまた違っていて、そこからまた女性としての違うフェーズに入りそれはそれで楽しいのです。ただ女としての盛り、女としての機能を前面に出して生きられる時期というのは、そこだけなのです。そして、その時期というのは、人生でそれほど長くないのです。あんまりややこしいことを考えて悩んでいると、あっというまに終わってしまいます。

　自分よりレベルの高い人がいいだとか、生活レベルがどうだとか、そういったことはからだからしてみると、要するに本質的ではないことです。相手の学歴だとか、お金だとか、そういうことは、子どもを産んだり子育てしていくことに比べたら、ものすごい些末事《さまつじ》なのです。女性にとっては、子どもを産んで次の世代を育てていくということは、女性性の本質なので、そのほかのことというのは本当は取るに足りないことなのです。逆に、それらのことが中心にあるので、ほかのことに意味が出てくるとさえ言えます。

　ですから、それよりもほかのことを大事にして暮らすんだったら、四十九を過ぎて後悔したって知らないよ、ということなのです。

　今まで何もかも思うようにできてきた人にとっては、女性としてどうやって生きるかということも、自在に選択できるように自分には思えているのかもしれないですが、せいぜいあと十年ほどの問題です。それから後は、もう選択はないのです。生殖とか子育てというオプションはなくなって、自分はそれがない人生を選んだのだ、ということを認識しなければならないのです。

そのときになって、「ああ遅かった」と思っても遅い。からだもやはりトラブルが出てきます。「あのときにやっぱり違う選択ができたのではないか」と思っても、もう遅いのです。人生の持ち時間というのはそんなに長くないので、自分の女としての時間を、お金だなんだ、ということに惑わされていて、いいのですか、と問いかけたいのです。

産めない人もいるのになんてことをいうんだ、という人は多いと思いますけど、産めない、というのは、やはり産んでみようとした後に出てくることです。生殖を中心に人生を考えてみようとしたときに出てくることであって、最初からそれを考えないで、女性だって仕事だけしてればいいんだ、といったメッセージを真《ま》に受けてやっていたら、あっというまに人生の女性としての持ち時間は終わってしまう。それでいいのか、ということです。

娘の生殖年齢をスポイルする親たち

ひと昔前の、娘に結婚結婚と言っていた世代というのは、意識的無意識的に、やはり娘を女として生かしてやりたい、という気持ちもあったのだと思います。それが今はなくなってきている。娘が一生懸命仕事に打ち込んでいるのなら、それでいいんだ、と思っていて、そういうメッセージをずっと送ってきていると思うわけです。でもそれが、じつは娘の生殖年齢を全部スポイルすることになるかもしれない、と親が気がついても遅いのですよね。

親の側も、娘の結婚や出産を先延ばししているのです。現実には、そのような状況にある三十代というのは、とても多いと思います。

でもよく見ると、女性が今、仕事仕事仕事と言って結婚しないのに、醒めた目で見てみると大した仕事をしているわけではない、というようなことも、けっこうあるのではないかと思うのです。こんな仕事のために、自分のリプロダクティブライフを無駄にしたのか、と気づいても遅い。このご時世、簡単にリストラされたりするんですよ。どうするのよ、と思ってしまいます。

また、今の自分のレベルを下げるような相手と結婚するのならば、ひとりでいたほうがいい、と考えている人も多いと思いますが、このような考え方には大きな勘違いがあると思います。

人生において子どもを産んだり結婚をしたりということは、思い通りにならないことです。それを自分の思い通りになると思い込んで青写真をえがいたり、思い通りにならないからって欲求不満になる、というのであれば、どうしようもないことでしょう。

結婚において相手をこと細かく選ぶようでは、だめだと思います。誰かとともに暮らすことを第一にして、とにかく縁があった人と、誰とでもいいから結婚するというぐらいが、大事だと思います。そこで生活レベルが下がるとか、相手の顔が悪いとか、仕事が悪いとか、出身大学が悪いとか……と言っているような余裕がある人は、まあ勝手にしてちょうだい、オニババになれば、というような感じです。

そんなふうな余裕は、本当はもうないはずなのです。誰とでもいいから結婚したほうがいい。じゃあ暴力的な男でもいいのかといったら、それはさすがに違うと思いますが、自分がイメージだけ先行させないで、ある程度のところで妥協して結婚してみるのが大事なのではないかと思います。

理想ばかり追いかけても、人生は思い通りになりません。人生なんでも思い通りになるのだとしたら、「死」や「次の世代への交替」を受け入れられません。特に、結婚とか、子どもを産むとか、誰かと一緒に住むというのは、全部「思い通りにならないこと」を学ぶことなのです。それを学ぶ一番よい機会が結婚とか、子育てでしょう。

そんな大事な経験、自分の子宮を中心にした生活を、お金に換算して過ごしていくことで満足していてよいのか、もう一度考えてみた方がよいのではありませんか。

第5章　世代をつなぐ楽しみを生きる

早婚のすすめ

ここまで、性や生殖の大切さを述べてきたわけですが、この章では、それに加えて、人間の本来の欲求のひとつであるはずの「世代をつないでいくことの喜び」に焦点を当てて、考え直してみようと思います。

世代をつなぐということには、女性の立場で考えると、まず「子どもを産む」ということがあります。今は晩婚化に伴って、初産年齢も上がっていて、昔ならば高齢出産と言われた三十代前半に第一子を産む、という人もかなり多くなっています。

誰とでもいいので結婚したほうがいい、と前章の最後で述べましたが、さらに言うならとにかく早く結婚したほうがいい、あるいは、結婚しなくても女性は早く子どもを産んだほうが、いいと思っています。

それは、女性のからだにとってもよいことですが、同時に女性と仕事、ということを考えたときにも、じつはそのほうが理想に近いのではないでしょうか。

たとえば、女性が四十五歳ぐらいになったときに、二十歳で子どもを産んでいたとしたら、その子どもはすでに成人しているわけです。二十五歳になっているわけですから、完全に手を離れています。それどころか、もうその子どもが次の子どもを産む年齢といってもいい。すると女性は子どものことを気にしないで、仕事に専念できるわけです。

じつは四十五歳ぐらいというのは、一番仕事ができる盛りの年齢です。そのころに仕事のことだけ考えて思いきり働けるというのは、近代産業社会にとっても、非常に貢献できることです。私もその年代ですが、今やっているのと同じようなレベルの仕事を、果たして二十年前にできたか、といえば、できませんでした。

でも、その二十年前のまだ仕事があまりできなかったころというのは、からだとしてはもっとも子育てに向いているころのわけですから、そのころに、本当はもっと子育てをしていればよかったのです。二十歳ぐらいで子どもを産んで、若い間に子どもを育て終わってしまって、本当に仕事として戦力になるときにフルに復帰したらいいのです。

ただ、ずっと社会における仕事量をゼロにしていたのを、二十年たって急に十にする、ということはできませんから、女性は仕事をゼロにしないほうがいいでしょう。二十歳とか三十代前半とか、子どもを育てている時期にも、一日にほんの数時間でもいいので、仕事をすることをずっとキープしていけるような環境を周囲が作ればよいと思うのです。

それは、けっして、インテリ層のできる仕事、ということでなくてもよくて、どんな仕事でもよいのです。家にいるだけでなく、今の社会構造とのつながりを切らない、という意味で、社会の中での仕事を少しずつでもキープする、ということが大切なのではないかと思います。

仕事はゼロにしなければいい

矛盾をしたことを言うようですが、女の人もやはり仕事はしたほうがいいですね。原始社会に戻れるわけではないですから、この社会の中で生きていくにはお金が要りますし、すべてでなくても、自分の出費のある程度を稼ぐことができるというのは、大切なことです。ただ、時間配分が問題です。子どもを育てる期間の女性は、仕事をするということに対してゼロにさえしなければよいのではないかと思うのです。

自分自身のことを考えてみると、発展途上国にいたり、研究職についていたという事情もあったので、子育てをしながらもけっこう時間を自分で自由に使うことができました。一人目を産んだときはブラジルにいて、肺炎の子どもの医薬品に関する調査をするために、フィールドワークをしていたわけですが、自分でフィールドワークを組織していたので、子どもを産んだ直後は調査員たちに部屋に来てもらって、数時間ディスカッションをしたり、調査のための質問票を見直したりしていました。あとは在宅で仕事をして、論文を書いたりできました。

　ですから、仕事をまったくやめていたときというのはなかったのですが、今思えば、オフィスに朝から晩まで行かなければならない仕事というのをし始めたのは、私も最近のことです。それなりに仕事もやってはいたのですが、朝から晩まで会社に出ていって、子どもを保育所に預けて、という思いは長らくしていませんでした。でも、ゼロにした時期はなかったわけです。

　もちろん、私は環境に恵まれていたわけですから、みながみな、そういった恵まれた働き方がすんなりできるとは考えていませんけれども、少し工夫すれば、何か働き方があるのではないかなと思います。

　二十歳ぐらいの人が、子どもが産まれてすぐに働くのがたいへんだ、と言っても、逆に考えると二、三時間ぐらい子どもから離れているのも、双方にとってよいわけです。ずっと子育てだけに向き合っていると、煮詰まって苦しくなってきます。だったら、数時間子どもを預けて、その間、別に創造的な仕事でなくてもよいですから、どこかで自分が子育てと違うこともしている、ということを少しずつ積み重ねていくのがいいと思うのです。それが子どもが小学校に入れば半日になり、中学校に入るころになれば九時から五時になり、子どもが十八歳を過ぎたら時間を気にせずに責任持って働いて……というようにしていけば、仕事も子育てと矛盾しないと思いますし、そちらのほうが本当は、女性の労働力を使うという意味において、効率的なのではないかと思います。

二十代まん中ぐらいの人たちに、そんなにフルに仕事をしてくれ、と言っても、四十半ばの人たちがするような質の仕事はできないわけですから、だったらそのあたりは、もっと子育てに時間を割いてもらって、次のステップのための準備をしてもらったほうが、社会としても効率がいいはずなのです。

私は出産は三十過ぎてからでしたから、四十五歳を過ぎた今でも、気持ちはまだ子どものほうにたくさん取られます。小学生、中学生になっても、まだまだ気になることはたくさんあります。気になることがあることは幸せでもありますが、全部放っておいて、三週間出張みたいなものをガンガン入れます、というような仕事の仕方はとてもできないのです。ライフサイクルを考えるという意味でも、子どもはやっぱり、ガーッと性欲が出て、からだも元気なうちに産んでしまって、元気なうちに育てて、それで自分が三十をまわったころには子どもはもう小学校高学年、というようになっていたら、からだもラクでよいのではないかと思います。少し前までは日本もそうでしたね。

からだを張って母親を守る大人がほしい

このような話をしていると必ず「お母さんがそんなに若くて子どもが育てられるのか心配だ」という意見が出てきます。でも、若くて心配なのであれば、周りが助ければいいでしょう。そういう考え方にしないと、若い人が子どもを産む気になんて、やっぱりなりませんよね。今は周囲が冷たすぎます。周囲が冷たいのなら、行政主導で助けなければなりません。

これはよく言われることですが、主婦の、社会における仕事がゼロになっていた時期というのは、長い目で見ても、ここ数十年ぐらいしかなかったわけです。特に今は、これだけ近代的な都会の生活をしていますから、子育て以外がゼロになってしまうのです。やることといえば、家の中のことだけになっていて、家の中のことだって何でも便利になっているからそう手間はかからない。赤ちゃんを育てるストレスが指摘されたり、「密室の母と子」みたいな状況になっているというのも、数時間外で働かせてもらうことができれば、解決することであったりするようにも見えます。

さらに言えば、一番大切なことは、パートタイムであるとか、勉強だとか、そういうことがデメリットにならないほどの育児手当を、行政が出さなければならないということだと思っています。先日、調べたのですが、ヨーロッパの国はみな育児手当制度を持っています。一人生まれたらいくら、というお金を、毎月支給している国がほとんどです。

フランスでは、育児手当とは別の、専業主婦のための在宅育児手当といったものも出しており、三人子どもを産んで育てていると、かなりの額になります。専業主婦に手当てを出すことで、その分その仕事をほかの人に回せるので、失業対策にもなっているそうです。北欧やカナダなどでもそういった制度があります。欧米を中心とする先進国で同様の制度がないのは、日本とアメリカだけでした。アメリカばかり見ていないでヨーロッパからももっと学ぶべきだといわれますが、これはそのお手本のような例と思います。

女性が子どもを育てるというのは、今の少子化の論議でいくと社会にとってはありがたいことで、次の世代を担う人を育ててくれるわけですから、現代ではやっぱり外に出て働くのと同じくらいのお金が保証されないと誰も産まないでしょう。その上でやっぱり仕事も続けていけるような仕組みでないとダメだと思います。育児の上でのお金をもらえていれば、そこで女性がやりたいと思う仕事というのは、お金がいくらもらえるかというのはそんなに問題にならないと思います。必要なのは、自分がただ、外とつながっているだけの作業を、自分でキープするということだけなのです。そういうことが選べるようになるといいですよね。

極端な話ですが、子育てをしている間、十年間かけて看護婦の資格を取るとか、そんなことがもっと増えてもいいような気がします。一日四時間ぐらい勉強するというのを積み重ねて、子どもが手が離れたら、無事に資格が取れて、働けましたというようなスタイルです。

女性がどうして子どもが産まれたら困るかというと、やっぱりひとつはお金、ひとつは仕事です。自分のキャリアとお金なのです。ですからその両方に問題がなければ産みたい、と思う人はたくさんいるのではないでしょうか。

先日も学生に授業の感想を書いてもらいましたが、やはりみんな産むことへのネックはお金と言います。お金がもらえるのであれば産んでもいい、というような答えです。それは勝手な言葉に聞こえるかもしれませんが、現実にはそうですよね、この社会でお金がなければ安心して子どもは産めません。

たとえば、とにかく女性が、年齢はいくつでもかまわないし、結婚していてもしていなくてもいいから、子どもを産んでくれるのであれば、「うちの自治体にきてくれたら面倒見ます」なんていうところがあれば、けっこうな数の女性は行くのではないでしょうか。出産した女性たちを見ていると、そう思います。十六歳ぐらいで妊娠しても、誰しもすぐに中絶したいなどと思うわけではないのです。どこかで壁にぶつかるので仕方なく考える、というのが実際のところでしょう。たいていが、今ここで産んだらお金はかかるし、人目は気になるし、学校も続けられないし……ということで中絶を思うわけです。

でもそこで誰かが、「え、でも大丈夫、うちで産むのだったらあなたも赤ちゃんも大切にしますよ」「子どもが少し大きくなったらご自分も学校に復学できますよ」「周りも応援して、あなたを白い目で見させるようなことはぜったいにありません」と、からだを張って言ってくれたら、やっぱり産みたい、という人はたくさんいるのではないかと思うのです。

だいたいの場合が、世間体は悪いしお金もないし、学校にも行けないし、ということで、子どもをあきらめてしまうのですが、そういう人たちにこそ産んでもらわないと、とつくづく思います。国も不妊治療のほうばかりにお金を出すよりも、今中絶をしようとしている人にどうしたら産んでもらえるか、ということを考えるほうが、ずっと健康的だと思うのですが。

命の勢いがあるうちに出産する

若くして子どもを産むことに対して、いろいろな立場の人が肯定的になってほしいですね。

それにはやはり制度で変えなければ、と思いますが同時に、制度よりももっと大事なのは、親のメッセージでしょう。何度も言いますが親が出している「早く結婚しなくていい」というメッセージを考え直す必要があります。

最近、知り合いの女性が二十四歳で出産しましたが、二十四歳なんて全然早くないですよね。でもやはり親御さんは「もう（仕事は）いいわけ？　早すぎるんじゃないの？」みたいなことをどうしても言ってしまうのです。結局出産はしたのですが、そういうことを親の方が言ってしまう。

人間はやはり命の勢いがガーッとあがっているときに結婚した方がよいのでしょう。男性も、「誰とでもいいからやりたい」と思っているような時期は、人生でそう長くは続かないのです。だからそういうときに結婚してもらって、ふたりで仲良くしていただいて、というのがからだにとっても一番よいのです。その勢いがなくなってから、不妊治療をしても遅いのです。

現実には女性は、若くても月経があれば子どもは産めます。妊娠できるということは子どもが産めるということですから、何も問題はないと思います。ＷＨＯは確かに、若年妊娠は低体重などのリスクもあるので、避けるようにという指導をしていますが、それはあまりにも若い、月経が始まったばかりの十二、十三、十四歳ぐらいの子の話です。十六歳を過ぎれば本当に何も問題ないと思いますし、先の若年妊娠のリスクというのも、あまりきちんとデータがとられたわけではなく、因果関係なども細かく見られていません。

問題は今の社会体制や考え方のなかでは、出産が早いと本人にとって、長い目で見て不利なことが多い、ということだけなのです。

そして若くして産む利点がもうひとつあります。自分の女性性を、仕事とか、産業社会の中で否定する前に子どもを産んでしまえる、という点です。今は、学校の中だけだったら、それほど女であることを嫌に感じることはなくなっています。女でいることがつらいなあ、などと思い始めるのは、就職して働き始めて、すごく忙しくなってくるころからだと思うのです。

ですからそこまで思う前の、十八、九で産むというのが、からだも元気があってよいと思います。産婦人科の先生に言わせても、その年ごろがもっとももからだはお産に向いている、と言います。そのころの、まだそんなに「社会的な女としての悲哀」みたいなものを感じる前に、ガンガン産んでしまったほうが、それから後、内膜症ですとか、子宮筋腫ですとかややこしいことを気にしなくてもよくなるのではないかと思います。

からだが上り調子になっているときに、きちんと上り調子に必要なものを与えてあげないで、それからどんどん女性性を否定していくようなことばかりしているから、三十半ばぐらいになって、どーっと子宮系の病気になってしまうのではないでしょうか。

もちろん年齢的には三十半ばでも産めますが、その十五年ぐらいの間に、女性は何か、ものすごく大きなことを犠牲にしているのではないかと考えてみてください。働きながら、やっぱり自分が女性であるということにマイナスなことを感じている。恋人がいても「子どもは今は、産めない」などと思いながら、ハイヒールを履いて、冷房の効いている部屋で、根詰めて仕事をしているうちに、やっぱり自分の月経も面倒くさいものになってくるし、イヤなもんだと思っていたらだんだんだんだん重くなってくるし、そうこうしているうちに時間だけ過ぎて……、ということで、その十五年ぐらいの間に、非常に子宮への負担が増えているような気がします。

それを思うと、そんなに負担のないうちに産んでしまって、からだも元気なうちに子育てをして、そしてからだが下り坂にくるころに仕事に戻るという発想ができないものでしょうか。そしてそれを上の世代も、行政も支えることができないでしょうか。生殖を中心に人生を考える、ということです。

女は子どもを産む道具か、などと言われていましたが、もちろん女は子どもを産むための道具ではありません。女は子どもを産むための、人間です。だから人間として子どもを産むということをもっと大切にし、そんな大切なことを産業社会の要請で、反故にさせないことが大切だと思います。

セックスするなという性教育

今の性教育はどうでしょうか。若者に子どもを産んでほしいのに、性体験や生殖の喜びというものをまったく伝えきれていないのではないでしょうか。

今の性教育の目的のひとつは「初交年齢（初めてセックスする年齢）を上げること」といわれています。それもいかにも即物的なものになっていて、性教育の効果というのは「初交年齢が上がった」ということで測ったりします。

若年のうちから妊娠、出産をすると、勉強の妨げになる、生活に追われてしまう。また若年層の間ではエイズや性感染症も急増している。だから、初めてセックスをする年齢を少しでも遅くすることが性教育が目指すことのひとつになっています。つまり、セックスするな、するんだったら避妊しなさい、の性教育なわけです。

でも、昨年、私が指導させていただいた学生さんの調査によると、高校生というのはじつはもっと本質的な情報を求めていたりするのです。愛情とは何かとか、本当のセックスとはどういうことか、などということについて、考えたがっています。ですから、もっと、セックスするのはすばらしいことなんだ、とか、愛情を持つというのはすばらしいことなんだとか、ふたりで生きていくことに対する希望みたいなものを投げかけた上での性教育でないと、本末転倒だと思うのです。

親心としては、「セックスするな」もわからないではありませんが、わたしたちはあまりにも、若い人の性体験や妊娠、出産に対して、態度が冷たいのではないか、と思います。

授かった命は愛するという発想

前にも少し述べましたが、わたしは約十年近くブラジルで暮らしてきました。地理的にも文化的にもまったく日本の正反対にあるブラジルで、印象的なことがありました。ちょっとお話ししましょう。

当時の私の連れ合い（ブラジル人）の弟の娘、つまり私にとって姪にあたる子に、タチアーナというかわいらしい十八歳の女の子がいました。小さいころから、とても利発で魅力的な女の子でした。彼女が高校生のころは、お父さんが失業していましたから、私たち家族は彼女の勉学費用を助けていました。ですから、タチアーナがブラジルの名門大学のひとつ、サンパウロ州立大学に入学したときは、親戚中で喜んだものです。

ところが、大学に入るや否や、タチアーナは妊娠してしまうのです。彼女の妊娠は、親戚中にすぐに知れ渡りました。親戚間伝言ゲームのように電話が届き、我が家にも、彼女の父親から電話が入りました。タチアーナは妊娠したことをまず、父親に相談したのです。

この時点でまず、私は心底驚いてしまいました。日本ではこのように、妊娠したときに親に相談することはまずあり得ません。まず友達に話し、パートナーに話し、他人に話して、親に言うのは一番最後、あるいは、言わないままにごまかせるものならごまかしたいと思うでしょう。

ブラジルはカトリックの国ですから、妊娠中絶は違法です。違法でも、女性が妊娠中絶をする、というニーズは減りませんので、現実としてさまざまな妊娠中絶クリニックを探すことは可能です。教師であるタチアーナの母親は、立場上、初めは中絶を勧めたものの、タチアーナは産みたがっている、ということでした。

でも親戚は、みんなタチアーナのことを親身になって考えていて、なじったり、非難したりするような人はいません。みんなタチアーナに、自分がどんなに彼女のことを愛しているかを伝え、「力になるよ」と言います。そして当時の私の連れ合いを含め、三人のおじが「自分が子どもを引き取る」と言い始めました。

彼らの言い分は、ふるっていました。その論理は基本的には以下のようなことでした。「結婚はとても大切なことであり、十分に相手を吟味してから決定すべきものである。一生のことなのだから、この人と一生やっていける、という相手を探すべきだ。ただ妊娠した、というくらいであわてて結婚を決めるのはとても早まったことだ（そう言っていた三人のおじはみんな離婚経験者、あるいは、このエピソードのあとに離婚してしまいましたが……）。だからタチアーナは、妊娠したからといって、その相手と今、早急に結婚を決めるのは、とんでもないことである。つまり、タチアーナが今結婚することは反対だ。しかしタチアーナのお腹にいる子どもは、この家族（親戚）にとって一番新しいメンバーたりうる子どもである。

われわれは家族であるタチアーナもその子どももとても愛している。だからタチアーナは絶対子どもを産むべきである。タチアーナが今育てられないというなら、わたしが引き取って育てよう――」

話はたいへんな盛り上がりを見せ、みんな、あっというまに「家族に新しい赤ちゃんが生まれる」ということに夢中になりました。「なんてすばらしいことかしら、タチアーナ、心配しないで産みなさい」と家族全員が言います。

以上、一連のプロセスにすっかり感心してしまいました。当時の連れ合いにそう伝えると、逆に「なぜそんなことに驚くのか」とあきれられてしまいました。「親戚の子どもをみんなが愛しているのは当たり前じゃないか。その子が自分だけで問題を解決できない、と言ってきているのだから、大人の僕たちは何とか手を差し伸べて当たり前だ。日本では困っている若い人を家族が放っておくのか」と逆に聞き返されます。そうです、日本では、「困っている若い人を家族が放っておく」という構図になっているのです。

ああ、この人間関係のまっとうさ、温かさ、次の世代への愛情……。これが日本に足りないのだなあ、としみじみと思った次第です。

タチアーナは結局、そのパートナーと結婚し、出産しました。親の援助を受けていますが、子育てしながら大学に復学し、今も幸せそうにしています。

日本にもいた「早婚の民」

思えば、ブラジルの女性はみな、早く子どもを産んでいます。周囲を見渡してみても、二十代前後で、結婚しているしていないにかかわらず、子どもを持つ人がたくさんいました。子どもを産んでから、学校に行き直し、そして仕事を続ける人が多いのです。

若くしてお母さんになりますから、四十歳を過ぎるころには、子どもはみんな成人しています。仕事の面で一番働き盛りで、責任も出てくるのはちょうどそういった四十過ぎぐらいですので、そのころには子どもたちはもう手がかからなくなっている……というのは、先ほど私も述べた理想のスタイルだと思います。

生物としてのライフサイクルから見れば、そのほうがずっと自然に見えます。出産が変革の機会になりうるのですから、若くして子どもを産んで、ともに育っていく、というオプションもあるでしょう。日本でも思い切った早婚がすすめられるようにならないかな、とつくづく思います。

そういえば日本では、昭和三十年代くらいまで各地で見かけられていた「サンカ」と呼ばれる山の民は、独特な文化を伝承していたといわれます。現在ではすでにその文化は絶えてしまったといわれていますが、彼らは徹底した早婚だったそうです。思春期に入り、女の子は「月経の始まり」、男の子は「にきびが出ること」をもって適齢としたのだといいます。

サンカのなかでは十四、五歳の夫婦も少なくなかったといい、「このやり方が理想であって、この時期を逸すると、結婚後も、とかくほかの男女に目が行くようになってしまう」と言われていたそうです。なんだか身に覚えがある方も少なくないのではないでしょうか。

サンカの知恵はつまり、思春期のセクシュアリティを抑圧すると、自らのからだや、相手のからだを大切にしなくなるので、それを避けるために、早くに結婚させる。そうすれば、その後ずっと仲良く、お互いが成長していくようになり、九十代まで性生活のあるような夫婦になる、ということです。

サンカは離婚を許さない、などいろいろ掟もあったようですが、これらの詳細の真偽をいまさら確かめるすべはそうありません。資料の学術的価値にも疑問が寄せられたりもしているようですが、このサンカの早婚の形態は、性衝動を抑圧させないかたちで、人間がどのように夫婦関係、結婚というものをとらえ、関係性を紡いでいたか、ということへの示唆が得られるのではないでしょうか。

これも何度かふれてきましたが、ついこの間まで日本のムラに残っていた夜這いの風俗などを研究されてきた赤松啓介氏は、現在行なわれているような「実地学習を伴わない」性教育は、単なる性知識教育であり、実際にさせてもらえないことの知識だけを入れることは、どんなにかわいそうなことか、と書いておられます。まったくそのとおりだといえませんか。世代から世代へ伝承されていたはずの性の知恵が教科書の「からだの仕組み」教育にとってかわってしまっていることは、文化の貧しさを表わしているようです。

出産を選びとる若い女性の増加

こう考えてくると、私たちが今まで若い人たちに対して、「避妊」ばかりを勧めてきたことを、考え直さなければならないと思います。少子化対策にしても、子育てのための保育所整備や子育て支援、そして不妊の人のためのサポート、といったことにばかり注目されがちです。もちろんそれらも必要ですが、真剣に少子化対策を考えるのであれば、現在、妊娠中絶につながっている若年層の妊娠を支援して、積極的に子どもを産んでもらうためのサポートをする、という考え方もあるのではないでしょうか。

「子どもが子どもを産むなんて」とか、「勉強はどうするんだ」「生活はどうするんだ」「将来は……」といった声が聞こえてきそうですが、それは前にも言ったように周囲の支援と状況の整備があれば、解決可能なことです。

子どもを産んでから勉強したり、子どもを育ててから仕事に復帰したり、というオプションもあるでしょう。真剣に子どもの数を増やしたいのならば、ぜひ、こういった若年妊娠を全力を挙げて社会がサポートする必要があるのではないでしょうか。いくつかの取り組みはすでに始まっています。

最近、知り合いの若い保健婦さんが訪ねてきてくださいました。彼女は東京都内で働いていますが、担当地区で十六、七歳といった若年妊娠の多いことに気づき、何とかこの若いお母さんをサポートできないか、とサポートグループを立ち上げました。自分自身も二十代半ばの女性である彼女は、この若いお母さんたちに心を寄せ、とても温かい雰囲気を作っていることが感じられます。

「若いお母さんたちが、虐待をしやすいリスクグループだと一般にいわれていますけれども、そんなふうに簡単にレッテルを貼るのもどうかと思います。若いお母さんたちは、とても自然に本能的に子育てをしているようで、見ていてとてもいい感じですよ。子どももとてもかわいがっていますしね。わたしはこの人たちの助けになることができないか、と思います」と、彼女は言います。

保健所の現場にこんな若い人が育っていることは本当に頼もしい限りです。若いお母さんが誇りを持って子育てできるような環境づくりに向けて、さまざまな取り組みをしていく、と彼女は言っています。

　また、病院として若年出産を後押ししているところも出てきました。

　二〇〇三年一月二十二日の朝日新聞（朝刊）に、「大阪の病院で出産を選ぶ十代の女性が急増している」という記事が掲載されたのを覚えておられる方もあるかと思います。その病院では、以前はほかの病院と同じように、妊娠した十代女性の七割は妊娠中絶を選んでいたそうですが、五年ほど前から、出産することを望む若い女性が急に増えだして、現在は七割近い女性が出産を選び、中絶と出産が逆転したといいます。このような状況を支えてこられた病院と地域のスタッフの努力が思われます。

　この病院で出産を選択した女性たちは、ドラッグ、親の服役、家出などの過酷な経験を経ている人が多いのですが、出産を機会に自分自身の再生を見て、見事に変わっていく人が多いと報告されています。

「この子とわたしは互いに必要とし、される存在。お互いが共に生かされている」というコメントが掲載されており、読んでいると泣けてきました。変革の契機としての出産を経験して、新しい自分の生を選びとろうとする若い女性を、心から応援したいと思います。

家族の楽しみ

子どもを産んで、家族を持つ、そこにはつらいこともありますが、たいへんな楽しみがあります。最近のフェミニズムでは、家族の代わりに「親密圏」という概念が登場してきたりもしています。「近代家族」を抑圧の体系として排除したとしても、子どもや老人、といったお互いの助けを必要とする人間が生きていくために、親密にふれあえる関係性というものがどうしても必要だ、ということです。

家族というのは、セクシュアルな関係を核にした、知恵の伝承機構だと思っています。知恵の伝承というのは、気づいていない方が多いと思いますが、とても楽しいことです。今はきっと、楽しいことをあまり経験していないから、伝承が減っている、よい経験がないから伝承したいと思う気持ちが起こらないのかもしれません。自分がした経験が本当に良いものだと思えると、人は誰かに伝えたくなるものなのです。

たとえば助産所でお産をした人を見ていると、本当にみんな、言いたくてたまらないのです。もう楽しくて仕方なかったから、それを人に語らずにはいられないわけなのですが、公園デビューをしたりすると、やっぱり自分の言葉が足りなくて、病院出産したお母さんに同じように言いくるめられたりして、帰ってきて落ち込んだりしている方もありますが、とにかく、知恵や喜びの経験というのは、本当に伝えたくなるものなのです。

今はいろいろな家族があります。お父さん、お母さん、子どもだけではなくてホモセクシュアルの家族、あるいは友人としての家族、いろいろな家族の形態があっていいと思うのですが、やはりそこに共通する家族の機能とは何だったのかと考えると、セクシュアルなことを含めて、何か次の世代に知恵を伝える、次の世代に自分たちの生きてきた証《あかし》である知恵を手渡していくということではないかと思うわけです。

子供がいる場合はわかりやすいのですが、子供がいなかったとしても、地域の子供、あるいは次の世代全般に対して、自分たちの責任について伝承していくということが家族の機能だったと思うのです。今は伝えるもの自体がない、伝えるという意識自体がない、というつらさが、それぞれの世代にあるのではないでしょうか。

子育てにエロスが足りない

先ほど、家族というのは、セクシュアルな関係を核にした、知恵の伝承機構だと述べましたが、この「セクシュアルな関係」というのが今の家族から消えてしまっていることも、ひとつ問題だと思っています。お父さんとお母さんが、みんな「男と女」として生きていない、ということに、子どもが絶望を感じていくというようなところがあるように見えるのです。それが、直接意識はされないにしても、若い人が「結婚しない」というところにつながっている部分があるようです。

子どもが家で、「あんなふうなんじゃ全然楽しそうじゃない」と思いながら親を見ている。大人がやっていることというのが、ちっとも楽しそうじゃない。大人ってなんだかたいへんそうなだけで、全然楽しくはないのだと子どもがとらえています。

家の中にエロスが足りない、つまり家の中に男女としての仲良さが存在しないというのは、子どもの精神面にも悪影響をもたらすと思います。以前、ある看護婦さんが学会発表されていたのですが、「拒食症の子どもたちの病棟では、親は総じて夫婦仲が悪くて、子どもが入院していてもぜったいに夫婦一緒にお見舞いに来ない。片方ずつしか来ない」という話をされていました。もちろん、その家庭機能不全が依存に結びついて、拒食というかたちをとってしまうという報告だったわけですが、思春期を迎えて、女になっていくような子どもたちが、家の中で目にする母親の姿に憧れられない、ということは、すごい失望につながることなのでしょう。女として生きていくことが全然楽しそうじゃない、そんな母親の姿を見て、女としての自分の将来に希望を失っている。

日本ではよく、子どもを産んだあとにすっかりセックスレスになったり、子どもを産まなくてもそういうことになっていますが、とにかく夫婦の間にエロスの関係がなくなっていく、ということが、どれだけ子どもにマイナスのメッセージを植え付けているかということに、もっと気づいてもいいのではないかと思います。

大人になる楽しみを教えよう

大人になると何が楽しいかといえば、昔は「セックスができる」ということにつきたわけでしょう。今は、それが楽しいというイメージを全然伝えられていないというか、淫靡なものとしてしか伝えていないように思います。

以前にお話を聞かせていただいた浅草育ちの方が、とても面白いことをおっしゃっていました。彼女は小さいころに、近所の芸者さんだとか、出戻りで実家に帰ってきたような近所のお姉さんたちに、親から教えてもらわないようないろいろなことを教えてもらってきたというのです。当時は意味がわからないこともたくさんあったようですが、子どもなりに理解して、大人の男女の関係について楽しく想像していたといいます。彼女はそのような関係を「斜めの関係」と呼びました。親や祖父母との縦のまっすぐの関係というのではなくて、斜めの関係があったというわけです。そしてその中でこそじつは生きていく上で有用な知識や、大人の暗黙のルールなどを学ぶことができた、と言います。

今彼女は五十歳前で独身なのですが、「私も結婚もしていない『ろくでもない女性』として、こういう斜めの関係だからこそ言えることを、次の世代に伝えていきたい」といっておられます。親であれば言うのをためらうようなことを、第三者として子どもに伝えてあげたい、そうすることで人生はつらいこと、がんばらなきゃいけないことだけでなくて、楽しいことや粋なこと、素敵なこともあるのだということを伝えていきたい、と。

この方の言葉を借りるならば、今話題になっている、仕事はするけれど結婚していない自称「負け犬」女性は、「ろくでもない女性」としての人生を選んだらいいのではないか、と思います。斜めの関係です。私はやっぱり、自分の子どもがいないということは、伝えられる人がいないということで、それはじつはつらいものだと思うのです。自分の人生というのはもうここで終わりだ、と思うと、すごく空しいものですが、自分は次に伝えていく存在なのだ、と思えば、救われた気持ちにもなります。

それは子どもがいたりするとわりとはっきりとわかるものなのですが、子どもがいない人というのは、次の世代のために何をしたらよいのかよくわからない、という気持ちに、歳を重ねるごとになるのだと思います。そういうときに、彼女の言うように、自分が結婚していなくても、近所の子どもたちに対して斜めの関係になって、親が教えられないようなことを伝えていけるというのは、楽しいことではないでしょうか。

結婚していない、あるいは、子どもを持たない女性たちには、彼女の言う「ろくでもない女性」に自信を持ってなっていただいて、「そういう大人になることもまた楽しいよ」みたいなことを、次の世代にぜひ伝えていただいてはどうでしょう。生活感のない楽しさ、は確かにありますし、それを自分で味わっているだけではなくて、その立場にいてこそ見えてくるものを伝えることにも意味があると思います。

先ほどの彼女も、「ちょっと金銭的に余裕のある独身の人に、子どものころから贅沢をさせてもらいました。歌舞伎や高級レストランに連れて行ってもらったり。大人になったときにマナーや教養がなくて恥をかいたり、尻込みをしなくても済むような経験をたくさんさせてもらいました」と言っています。

そう考えると、自分の子どもがいないからといって伝えられるものがないわけではないのですよね。世代として、よその子に伝えていくことができるわけです。そういった斜めの関係というのは、子どもにとってもとても大切なものに違いありません。

「めかけ」のすすめ？

今独身の女性の中には、妻子ある男性と付き合っているという、いわゆる不倫の関係にある人も多いのではないかと思います。ここで気になるのは、この不倫関係においても女性の生殖年齢というのがスポイルされている、ということです。

最近の男性は一夫一婦制の幻想のもとで生きていますから、ずっと付き合っている不倫相手に対しても、「いつかは妻と別れて君と一緒になるからね」というような幻想を振りまいていることが多いのです。私はそれがたくさんの若い美しい女性をすごく不幸にしていると思って見ています。

身のまわりでよく見ることですが、たとえば看護婦として病院で働いている女性で、三十代半ばでとても綺麗で独身で、という人は、だいたい医者のそういう相手がいます。「いつかは君と一緒になるから」って言われていますけど、「なんないよっ」って言いたくなります。

そういうお金がある男性はきちんと責任を持って、「君は二号だ」と言ったらどうでしょう。だから「君とは一生結婚しないけれども、君のことはずっと大切にする」と言って、お金をあげたり家をあげたりすればいいのです。女性もそこで自分の立ち位置がはっきりするではないですか。そうすれば子どもを産んでシングルマザーとして生きていく決心がつくかもしれません。

一夫一婦制がまいた幻想というのが、すごくあると思うわけです。「いつかはこの人は奥さんと別れて自分と一緒になってくれる」と思っていても、ぜったいになりません。特に社長とか院長とかそういう人は、ぜったいにならないのです。奥さんが会計などを握っているのですから。

一夫一婦制は変えられないのですから、そんなにあちこちで女を作るような力のある男性というのは、本当に、めかけを持てばいいのです。でもめかけにするには経済的にそれだけ約束をしなければならないわけですから、やっぱり「お金のない男はほかの女に手を出すな」と、思います。

でもお金のない男でもいい、と女性のほうが思えるのならば、それでもいいとは思いますが。本人がお金があるのなら、男を自分でかこっていると思えばいいことです。でもこういったパターンでも、相手がないよりはあるほうがいいとは思います。なにより相手があることが肝心なのです。

子どもは矢にして放つものである

そう思うと、女性も本当は一人でも子どもが産めるようになるとよいとは思います。シングルマザーもやはり、経済的にはまだまだたいへんですから。国のサポートはもっともっと必要だと思っています。でもやはり相手がいて子どもを産むほうが、物理的な面だけで見てもずっとやりやすいし、なにより、楽しいでしょう。

でもそれでも、女性にとって子どもはいないよりいたほうがいい、と強く思います。母子家庭だと、「子どもさえいればいい」というふうになって母子密着が強くなるので危険なのでは、と聞かれたりもしますが、その危険は父親がいる家庭でも同じくらいあると思っています。ですからやはり、誰にとっても子どもはいないよりいたほうがいい、と思います。

そこで大切になってくるのは、「子どもは手放さなければならない存在だ」ということをわかって子育てしているのか、ということです。それがわかっているのであれば、別に問題はないのです。世界的なベストセラーのカーリル・ギブランの『預言者』という本に出てくる子どもに関する詩がそのことをうまく伝えています。

「子どもはあなたの子どもではない。あなたの弓によって、生きた矢として放たれる。弓をひくあなたの手にこそ、喜びあれと」という、とても素敵な詩です。本当に、子どもというのはそういうものですよね。私たちの思うようにすることはできないのです。「子どもは明日の家に住んでいるので、あなたはそれを訪ねることも夢みることもできない。ただ、その弓をひくあなたの手に喜びあれ」というのです。

あなたは弓であり、子どもは矢である。いつかは子どもは出ていってしまう。そしてどこへ行くのかはわからない。最終的に弓をひく幸せを得られるのであれば、それは子どもにとっても幸せです。私はそのような子育てであれば、どのようなかたちであれ、いいと思います。親一人子一人で育てても、あるいは自分が産んだのではない子を育てても、かまわない。でも、自分のものにできるとだけは、思ってはいけないのです。

私は彼の詩を、ヨーロッパにいるときに友人からもらって読みました。そして後になって、子どもを持ったときに、毛利子来《もうりたねき》さんの『赤ちゃんのいる暮らし』という本を読んだときに、本の中に引用されているこの詩にまた出合います。子どもはあなたの子どもではない、生命の渇望からあなたを通ってくるものをあなたに預けられているだけなので、愛を与えることはできても心を動かすことはできない——。最近、母親ができなくなったといわれる「しつけ」もその延長にあるべきことではないかと思います。弓をひく喜びにつながることならばよいのではないでしょうか。

母親の軸がないとしつけができない

しつけの話になりましたが、しつけと女性のからだ、というのも、じつは大きく関わりがあると思っています。子どもをしっかり育てるためには、お母さんが軸を持っていることがなによりも大切です。先ほどの話でいえば、弓をひくにも軸というのはもっとも重要視されます。弓道をしている人ならよくわかると思いますが、弓をひくには、矢と自分の軸を合わせて、的というセンターに向けて射るものです。

弓の話は別にしても、前述の運動科学者の高岡英夫先生は、女性は月経や性体験、出産をこなしていくことで、母親になるころにはそれなりの軸のある身体になれるような仕組みになっていた、ということを説明されています。前にも述べましたが、肚のすわった、腰のすわった女性、ものの見方がきちんとしてくる女性ということです。

女性というのは自然にまかせて、自分のからだに向き合っていれば、子どもが産まれるころには自分の軸がぶれずに、しっかり子どもと向き合える、とそういうふうになっているのだと思います。そこに、今は手を入れすぎているのです。月経も、なかったことにしてナプキンに頼って垂れ流しで、お産も医療まかせ、人まかせになってしまっている。それでさらにセックスレスです。軸を作るような機会を全部奪われてしまって、子どもができてから、しつけろ、と言われても、軸がないからしつけられないですよね。

子どもはあふれるのほどの愛情をたくさん与えて、たくさんふれてあげることがなによりも大切ですが、同時に、この社会で生きていくのですから、ある程度の年齢になったらしつけることも大切になってくる。そういうときに重要なのは、親の側がぶれないということです。ルールや線の引き方というのは、共同体や家族によってそれぞれ違うのは当然で、大切にするものはさまざまでよいと思います。ただ、親の側がぶれないものを持っているか、そこだけが大切なのです。

しつけをすることと、子どもをコントロールしようとすることとは、まったく違います。自分もコントロールされたことしかない母親は、子どもも思うようにコントロールしようとする。それは間違いです。しつけと、自分の思い通りにしてほしい、ということの違いは、しつけというのは、人間として生きていくことのルールを教えるということです。自分の思い通りにしてほしい、というのは自分の都合のいいように動かしたい、ということです。

結局、親が、自分がどんなふうに生きていくのか、どんなふうに人と関わっていったらよいのか、ということに関して、確固たるものを持っていないと、子どもをしつけられないわけですよね。自分が何を大事にしているのか、ということがわからないと。つまり、親の軸がぶれていると、子どもは育てられないのです。ですから、私はそれがどんなルールであってもよいのですが、親の側がぶれなくて、人間に対する思いみたいなのがはっきりしていて、それをいつも外に出していれば、子どももぶれないのではないかと思うわけです。そこの部分で親がぶれるので、子どももやっぱりぶれてしまうように思います。

でも、どんな親でも、自分が確固たるものを持ったり、ぶれないよう成熟する、というのには限界があります。親自身も成長している存在ですから、初めからその成熟が持てないまま子どもを持っていることももちろんあります。そこで周囲が、これだけやっていればなんとか大人になれるよ、ということで積み重ねてきたものが、子育てやしつけに関する上の世代からの知恵だったと思うのです。でも今は、母親自身がぶれてしまっているということに加えて、そういった共同体の子育ての知恵というものもなくなってきてしまっている、というところが問題なのでしょう。子育ての知恵と、子どもを管理することが混在していて、親になる人に確実なメッセージとして心に響くものを届けられていないのです。

そして今、世の中の親を見ていると、自分の感情のぶれを弱い人に向けているようにしか思えない「怒り方」「しかり方」をしている場合がほとんどではないかと思います。しつけということで線引きをしよう、というのでしかる、というのはほとんどないのではないかと……。そういう「自分の感情のぶれを相手にぶつける」ようなしかり方は、私自身もまだ、自分の状態が悪いときにはついやってしまいがちですから、そういうときはひたすら子どもには謝るしかありません。でも、いっぱい間違って、謝って許してもらうしかないのが家族ですから、そのへんは正直に謝って許してもらうしかないとも思っています。

子どもはすべてわかっている存在

そういう意味では、本当に三歳くらいまでは、子どもに真剣に怒らなければならないこと、というのはこちらが落ち着いていればそんなにないと思います。三歳以前にしかっているとすれば、そのほとんどは、自分が相手をコントロールしたい、という欲望か、もしくは自分のぶれ、ゆらぎを相手に向けているかのどちらかではないかと思うのです。

「子どもはまだ何もわかっていないんだから、いろいろ教えてやらなければならない」ということも言われますが、私はそれもまた違うと思います。子どもというのは、今までの人間の命の営みとか、魂の営みの果てに今、産まれてきてくれた存在ですから、まったく何もわかっていない存在だ、とは思っていません。子どもは生きる方法も、じつはすでにわかっているのですが、それを今、全部経験し直すために赤ちゃんとして産まれてきているわけであって、私たちが型にはめるということはとてもできないと思ったほうがいいでしょう。

親と子、一対一としての付き合いになるわけですが、相手が思っていること、わかっていること以外は、じつは伝えられない、というのが人間と人間です。母親の側に余裕がないと、そこまで思いをいたすことはできなくなってしまいます。

しつけの問題というのは、細かいハウツーなどもありますが、じつは大して複雑な問題ではなくて、要するに、お母さん自身がどういうふうに生きるか、ということにつきるのだと思います。私が出産にこだわるのは、やはりいい出産をすると自分に軸ができるからです。生きていく上で世の中を見る眼、こういうことが大事なのだという確信、が必ずできます。それをベースにして子どもに接することができるので、お母さんがすごくラクになるのだと思うのです。それがないと、何が自分の中でよかったことなのかがわからずに、フラフラしたままやることになってしまいます。だから、出産にこだわるのです。

しかしここで、「しつけは大したことじゃないんです」というのも、すごくあやういことだとも思います。「お母さんが自分の軸を持つことが大切なんですよ」というと、やっぱり母親は自分のやりたいことを大切にしたほうがいいのか、という議論になってしまうのです。趣味とか、仕事を優先させよ、というような……。でもそういうことでもないのです。自分が人生や人間をどう見るか、というようなことを、それこそ子育てをしながら学ぶしかないわけです。

ブラジルでは子どもをせかさない

私は、まったく異文化であるブラジルで、どういうふうに子どもが育てられているか、ということをじっくり見るという経験をさせてもらったので、それにとても励まされている部分があります。たとえば、ブラジルでは子どもをせかしません。本当にじっと待っています。着替えが遅いとか、何かがスムーズにできない、とかそういうことでも、大人はずっと待つのです。ですから、子どもが「ギャーッ」となっているところを無理矢理ひきずって外に出ていく、という光景は見たことがなくて、きちんと向き合って、子どもの話を聞く姿が見られます。

本当は、ぐずぐずしている子どもを待つことで時間がかかったとしても、実際は五分などとかかることはなくて、長くて数分待てばよいのです。でも、日本では、一分が事に関わるような動き方を大人がしているので、それが待てない。

ブラジルのようなラテンの国は、時間に対してもおおらかだから、と思う方も多いと思いますが、彼らもどこまでもルーズだ、というわけではありません。真剣に守らなければならない部分は、事前にわかっていればポイントを押さえてきちんと守ってくれます。それ以外のところは、私たちが気にしているほどきちんとしなくても、なんとかけっこう流れていくものだな、というところをよくわかっていると思います。

ブラジルでは、急いでいる人というのは、自分のことしか考えていない人だ、と思われているところがあります。たとえば、みんなで何かこう集まって話しているときに、自分だけ急いでいるからといって挨拶もしないでとっとと走っていってしまう、みたいなふるまいをする人はいません。どんなに急いでいたり、忙しくても、廊下で会えばひととおり話をしたり、笑顔でひと言ふた言交わしたりします。それができないようなことは、とても傍若無人なふるまいということで、嫌われます。ブラジルでは、働きすぎだとか、すごく働く、とか、すごく速くする、というのは、自分のことしか考えていないということになるのです。

もちろん、ブラジルは日本以上に社会階層の差からくる問題はたくさんありますが、でも人間的にはより成熟して育っているように思えました。社会階層の差さえ解決できれば、すばらしい国になる可能性があるでしょう。

そしてブラジルの人を見ていて思うのは、彼らは育っていくみちすじで、しっかりと受けとめられて育ってきているのではないか、ということです。

抱きとめられて育ったからだ

ブラジルの話をもう少しさせてください。

ブラジルはからだに関してとても伸びやかな国、とつねづね感じていました。人々は自分が自分のからだを快適に思っている、というふうに見えます。やせていても太っていても、男も女も胸を張って、堂々と眩しいくらいな歩き方をしています。とても太っていても、ビキニを着たり、海水パンツをはいたりすることも平気で、自分のからだをとてもリラックスして受けとめている、という感じがあります。子どものころからのからだのとらえ方が違うようです。

子どもはとてもかわいがって育てられますし、小さいころから身体的な接触がとても密です。赤ちゃんを性的に興奮させる、と言ってもいいくらい、首筋やからだにキスしたりします。赤ちゃんもきゃっきゃっと笑ってそれは嬉しそうです。お母さんだけでなく、お父さんもそんなふうにして、赤ちゃんにキスし、たくさんふれて、それが一生続いていきます。

思春期の子どもも、青年も、みんなたくさんふれられています。自分のからだでどこにキスされたら気持ちがいいか、どこにふれられるのが好ましいか、ということを学んでいるようです。その延長線上にセクシュアリティの成熟、というものがあるのでしょう。子どもも大人も、自分自身や他人のからだに関してよい意味でとてもリラックスして、緊張感がありません。自らのからだにへんなこわばりがない、ということは、とても柔らかな印象を与えますし、相手の心も和みやすいと思います。

日本では、本当にからだにふれなくなりました。もともと抱擁するとかキスするという習慣はない国ですから、昔からそれほど濃密なふれあいはなかったのでしょう。でも以前は日本は日本のやり方で、人にふれる機会がありました。縁側で膝に頭をのせて耳垢を取ってもらう、ずいぶん大きくなってもお風呂に一緒に入って背中を流す、肩をもんでもらう、といった日本なりのからだへのふれ方があったと思いますが、そういうものさえだんだん少なくなってきてしまっています。

日本のお母さんたちに、いつごろから子どもを抱きしめなくなるか、について聞いてみたことがありますが、もう小学校に入るころには「いつまでも甘えていないで」と、抱きしめなくなると言いますし、子どもも寄ってこなくなる、と言います。

　学生さんたちに聞いても、本当はもっとふれたほうがいいと思っているようですが、慣れていないからできない、そういう伝統にないからできない、どうやったらいいかわからない、と思っているようです。親に抱きしめられたとか、親しい肉親にしっかり抱きしめられたという記憶のある人は百人くらいのクラスで四分の一ぐらい。ぱらぱらといた、というぐらいです。だいたいみんな、記憶にあるころにはもうあまりふれられていないですよね。でもなかには中二ぐらい、という子もいましたし、いまだにちゃんと親が抱きしめてくれる、という学生もいました。「とても安心します」と言っていましたね。みんな「いいなあ」なんて思わず声が出ました。でもほとんどの親はやっていない。とても残念なことです。

　ブラジルでは、いつでも誰かに、みんなが抱きとめられているように見えました。男も女も子どもも、思春期の子も、おじさんも老人も、必ずお母さんかお父さんか、近所のおじさん、おばさんか、誰かに抱きしめられます。久しぶりに会ったときにはみんなを抱きしめます。こうやって、自然に相手にふれたり抱きしめたりすることは、セクシュアリティの健康な発散になっていることでしょう。

　魅力的な人に出会ったら、その人にふれてみたい、その人を身近に感じてみたい、という欲求があります。それは必ずしも、「性関係を持ちたい」というほどでもなくて、その人のからだを感じてみたい、といった程度のことで満足するような欲求です。ブラジルのような社会では、そういう思いを、挨拶がわりに抱きしめることで解消することができるように思えました。

そういう思いが満たされていると、人間関係がとても健康的で穏やかになるように見えます。性的な緊張はあまりない、親しみに満ちた関係が出来上がるように思ったものです。もちろん、ブラジルは、先ほども述べましたように犯罪率も高くて社会的問題も多いところですが、身体性について見たときにはやはり、とても成熟している方たちが多いのです。しっかりといつも抱きしめられていると、自分の心の中の核、そして身体の核、のようなものができるようにさえ見えます。

子どもも「あるがままでいいよ」というメッセージを送られています。子どもは子どものときにしか感じられないことを感じて育つのがよい、と思われていますから、「大きくなったら何になる?」という質問は本当にされることがありません。私の子どもたちもブラジルで育ちましたが、四年前に日本に来たときに、どこに行っても「大きくなったら何になるか」ということを問われるのに、困っていました。「そんな先のことはわからないのに」と言っていました。子どもは大きくなって何かになるから存在価値があるのではなく、子どもが子どもであることが愛され、大切にされている、それがブラジルの社会だったのです。

からだの欲求と援助交際

しっかりふれられることなく育つということも、セクシュアリティの面で子どもにさまざまな歪みを生むと思っています。「援助交際」の話について見聞きしたときには、中・高校生の女の子と、おじさんたち、という、誰からも抱きとめられていない世代同士のなぐさめあいのように思えたものです。女の子も男の子も、思春期の子どもは親からもう抱きとめられることはないだろうし、おじさんたちも妻とはセックスレスでしょうし、子どもたちも父親を抱きしめてはくれないでしょう。

人間は根源的なところで、誰かにふれてもらいたい、抱きとめてもらいたい、という欲望がありますから、それが満たされなかった人たちが、しっかりとしたからだのふれあいを求めてやっていることなのかな、と援助交際について聞いたときは感じたものです。お金が絡んでいますから単純に言えないところもありますが、本当は「援助交際」でホテルになんか行かなくてもいいのかもしれません。でも、日本では、「ちょっと抱きしめる」だけのこと、というのはまずあり得ませんから、「抱きしめるからには最後までいかなくてはいけない、そうしないのなら、何もしてはいけない」というふうな極端な状況が、援助交際のような外国の人から見たらたいへん異常な事態を引き起こしているように思うのです。

「ふれる」という欲望を総じて満たされていないので、自らの身体性をなかなか確認できない、そのあたりにも今の日本の盲点があるように思えます。昔からの日本はそうではなかったでしょう。抱きしめ、抱きしめられるような挨拶はしていなくても、もっとお互いにふれていた。公衆浴場がなくなり、縁側がなくなり、施設出産をするようになって、お互いのふれあい、自らの身体性の確認、といったことを、指から砂がこぼれ落ちるようになくしてしまったのではないかと思います。

しっかりとふれられていないと、「受けとめられている」という経験を持てなくなります。子どもたちがしっかりふれられなくなってきたのは、いったいいつごろからだったのか、と考えると、やはり第1章で取り上げた、出産経験の変化が大きな影響を与えているのではないかと私は思います。

出産の章でも言いましたが、私は現代社会のなかで、「受けとめられている」という体験を作りなおす場のひとつはお産だろうと考えています。今、子どもを産んでいる女性は二十

―四十代でしょうから、その世代の親、つまり今七十歳代あたりから、受けとめられる体験が少なくなったのではないか、と感じています。いろいろなことが関わっていたと思いますが、社会のなかで「受けとめられ体験」を作りなおすひとつの重要な場はお産だろうと、お産に長く関わってきた経験上、強く思っているのです。

おばあちゃんも受けとめられていない

受けとめられていない、ということでいえば、若者や中年だけではなく、年配の方にもそういう問題があるように思えます。

昔話でいうオニババというのは、前にも言いましたが、女の人というのはある程度の時期になったら、きちんと相手を与えて、子どもを産ませて……とそういうことさせておかないと、こんなふうになっちゃうぞ、というメタファーだったと思うのです。

女性のエネルギーの行き所をきちんとコントロールする、という言い方もおかしいですが、たしかに道をつけてあげないと、オニババになっちゃうぞ、ということです。そういう意味では今のおばあさんたちも、みんなオニババになりかけているのではないかと思うのです。

結婚していてもきちんとセックスしていないとか、子どもを産んでも病院でひどい出産しかしていない、などということを積み重ねているうちに、同じようなことになっているのではないでしょうか。今、そのせいで男性も女性に受けとめられていないですし、一億総オニババみたいな状況になりそうだと心配な気がします。

歳を取っても不満が多い、というのは、基本的にご主人と二人の暮らしに満足していないのですよね。だからご主人も満足してない。ときどきすごくいい夫婦がいますよね、そういう夫婦はぜったいにセクシュアルな面でもうまくいっている夫婦だと思います。

男と女の関係なんて、ぜったいにそれしかないと思ってますから。それがうまくいかなくなるから離婚するのです。ですから、中高年夫婦で仲が悪い、と言ってる人たちを見ると、前にも同じようなことを書きましたが、みんな「私たちはセックスがうまくいっていません」と書いてあるみたいで、やはり恥ずかしい気がします。「うちは主人がどうとかこうとか」と文句を言っている奥さんはたくさんいるではないですか。「主人はあんなでこんなで」って、許せていないわけですよね。セックスや、しっかりふれることを通じて許せる関係になる、という部分は絶対にあるでしょう。仲良くないとできないものですから。本当に嫌だと思ったら、となりで寝ているのも嫌なものではないですか。ふれられたりするのももうぜったい嫌になりますよね。

アメリカなどですぐに離婚してしまうのは、西欧世界ではダブルベッドが象徴なので、夫婦がダブルベッドで寝なくなるというのは、もう離婚しかないのです。別の部屋で寝る、というオプションはない。でも日本の場合は、すぐ別の部屋で寝るではありませんか。もともと蒲団が別ですし。だからすっごい嫌なやつだな、と思っていても、となりに寝ているわけではないから、がまんできる、みたいなところがありますから、いいかげんになってしまうのでしょう。

実際に家族に手をかけるおばあさんの話も聞こえてきます。しかし、そういうエキセントリックな例というのはいつの時代もありましたから、そういうことがあったから今はみんなこうだ、というように決めつけるのもおかしな話です。でも世代としてやっぱり怖いものが見える、というのはあると思います。

だって今、おばあちゃんが全然、やさしくないですよね。昔は、もっと受けとめるような雰囲気というのがあったのではないですか。今はおばあちゃんも、お母さんと一緒になって怒っている人がけっこう多いのです。歳をとっても若いですし、エネルギーがバリバリありそうです。よい意味でも悪い意味でも、欲が旺盛な感じがします。

昔話が伝えていたからだの知恵

欲といって思い出すのは、舌切り雀のおばあさんです。強欲な、大きなつづらを選んだおばあさん。このお話も、私はセクシュアリティの問題として読めると思っています。オニババほどまではいかなくても、オニババとかわいいおばあさんの間に、そういう意地悪なおばあさんというのが存在する。

雀の舌を切ったおばあさんの連れ合い、おじいさんはいい人なのですが、おばあさんとしては、自分に大してよくしてくれないおじいさんが、雀にばっかりやさしくしているから、腹立って切ったのです、チョンって。おじいさんが雀をかわいがっている。ケガをしていた雀を拾ってきて、よしよしと言って餌をあげたりしていたのですよね。そうしたら雀は洗濯ののりを全部食べてしまって、おばあさんは腹立って、「こんな悪いすずめ〜」と言ってチョンと切ってしまう。これは嫉妬です。

おばあさんは、おじいさんとあんまり仲良くなかったところに、若い雀なんかがきて、おじいさんがやさしくしているから、切ったのです。腹が立って。そうしたらおじいさんが、やっぱり若いほうがよかったとか言って、雀を探しに行くわけです。そこで雀に歓待されて、おみやげまでもらって帰ってきたら、おばあさんだって気が気じゃなくて、私が見に行かないと、と若い雀の家を見に行きます。すると雀が出てきて、大きいつづらと小さいつづらとか言うので、おばあさんは欲が深いから大きいほうを持って帰ろうとしたら、おばけだったという話です。

昔話には、そういうふうな「セクシュアルな知恵のメタファー」だ、と思えるものがたくさんあるように思います。というか、ほとんどそのようなものだと思ってもよいくらいです。

桃太郎の話も、これは先日テレビ番組の「トリビアの泉」でやっていましたから見た方もあると思いますが、もともとは桃が流れてきてパカッと切ったら桃太郎が生まれた、という話ではないということです。どんぶらこどんぶらこと桃が流れてきたので、おばあさんがひろって帰り、おじいさんと二人でその桃を食べたら、おじいさんとおばあさんが急に若返って、それで夜中に心ゆくまで楽しんでその結果、生まれた子どもが桃太郎だった、というお話なのです。元気になって、楽しい気持ちで作った子どもだったから、すごく優秀な、良い子どもになり、地域貢献する人材になった、というお話です。

でもそれが明治時代に教科書に入れられることになって、これは教育上まずい、ということで、その一番大事な部分が割愛されてしまって、「流れてきた桃をぱかっと割ったら桃太郎が出てきました」というヘンテコなものになってしまったというのです。思えば教訓が何もない、変な話です。

桃は、回春の薬だったのです。今でも中国の人には人気があります。このように日本の昔話には、とてつもない大事な知恵というのが込められていた。それを骨抜きにして、今、何だか意味がよくわからないお話を伝えている、という状況があるように思います。

いつまでも自分のことばかりに関心がある世代

それにしても今は本当に、いくつになっても自分のことばっかり言ってる年寄り、というのが増えたと思っています。いつまでも自分のことにしか関心がない、という感じです。それを見ていると、セクシュアルなことに加えて、やはり自分がよっぽど認められてこなかったのだろうな、と思うのです。受けとめられてこなかったわけですね。

私たちが自分のことを一生懸命説明しようとするときというのは、やはり相手にまだ受けとめてもらっていないから、受けとめてもらいたいと思って話すのです。わかってほしい、いいよ、と言ってほしい。だって、「無条件にこの人は自分のことを受けとめてくれている、自分のことをわかっている」と思ったら、それ以上言う必要はないですよね。

私たちは本当はもう、もともと受けとめられているのです。生まれてきたということだけで十分に受けとめられている存在なのです。ですから、親に受けとめられなかったとか、配偶者に受けとめられなかったとか、上司に受けとめられなかったとかいうことは、じつは大したことではないのです。私たちはそれこそ、自然や大いなるものの存在に受けとめられていて、みんなあるがままででいいよと言われているはずなのですから、自分のことをわっと言わなくてもいいのです。言うべきことはその役割がきたときに、出ていくものなのです。

でもそこで、自分が受けとめられている意識がない人は、ついいろいろ言ってしまうのです。そして人を管理しようとさえしてしまう。人が人を管理しようという発想というのは、先ほどのしつけの話にも戻ってくるのですが、受けとめるということとはまったく逆のことです。

このように、受けとめられてこなかったお年寄りというのは、いつまでも自分のことばかりにこだわって、しがみついていますから、世代をつないでいこう、という発想にはなりません。いくつになっても自分の欲しか見えない。自分はもういいから、次の世代の人たちに世の中を渡していこう、と、すっと気持ちよく老いていくことができないように思えます。

子どもは親を許すために生まれてくる

私自身にも、親にこうしてほしかった、と思うことはありました。ですから今は、そう思うことを、自分の子どもにしてあげたい、という想いが基本にあります。

でもそれは私の思いこみでもあって、子どもは本当はそれをどう思っているのかはわかりません。子どもは子どもで、また別の面から、こうしてほしかった、ということが出てくるのでしょうし、それをその子どもにしてあげるのでしょう。

親になるということは「子どもに許される」ということなのだと思うのです。子どもは親を許すために生まれてくるような存在といってもいいと思います。親になることは許されることを学ぶことです。許されるからといって何でも勝手なことをする、というのは何の学びにもなりませんが。ですから、満たされない想いを抱えているような自分の親を許さなければならないと思いますし、同時に、受けとめられてこなかった世代の親たちを、ここで受けとめていく役割、というのが私たちの世代に出てきていると自覚しています。そんな親の世代、誰からも受けとめられてこなかったような世代を、受けとめてあげられるのは、いろいろなことに気づいたのであればやはり、自分の世代なのではないかな、と思っています。

女性はからだに向き合うしかない

世代をつないで、どうやって気持ちよく生きて、スッと枯れていくか。どうやって満たされた一生を送るか、ということを考えるとき、やはり、女性はからだに向き合うしかないのだと思います。

からだのほかに向き合うものというのはないのです。それしかすることはないのです。今は精神世界のブームもあり、そこに癒しや救いを求める女性がたくさんいます。精神世界のことを知ろうとするのはかまわないけれど、そちらに逃げるのは大きな間違いでしょう。スピリチュアル系、とか呼ばれているのですが、からだのことを忘れてしまって、精神世界のほうにばっかりいってしまう人もたまにいますが、はっきり言えば、そんなからだが無くてもできるようなことは、からだを持っているときにしなくてもいいのではないですか。精神世界のことは、それこそ精神世界にいる間にすればいいので、からだを持っているときにはからだに集中することが大事なのです。

そういう世界のことを知っていようが知っていまいが、とにかく一番大切なのは、「今、からだを持ってこの時を生きている」ということだけだと思います。大切なことはそれだけです。スピリチュアル系のいう、「精神世界」を知っていようが知っていまいが、気にしようが気にしまいが、結局今に収斂《しゅうれん》されるのです。ですから、そんなことを知らなくても今を見事に生きられる人もいますし、知ったほうが今を生きるのに助けになる、と思う人は知ればよいのです。知っていてそっちに引きずられてしまうような人もいて、そのせいで今この時とからだがおろそかになっていく、というのは、まったく本末転倒なのです。

どうせ今の自分は生まれ変わるんだからとか、「前世」や「輪廻転生」のことばかり気にしてしまったりするような人もいます。そういうことは知ったからこそ今ここに集中できる、というのなら、それはいいのですが、だいたいみんなそっちにいかない。どんどんどんどん向こうに引きずられていって、現実感が希薄になっていきます。でもそれは結局知ってようが知ってまいが同じですから。

何度も言いますが、いろいろ考えても最終的には、からだにしか向き合えないのです。ほかのことに向き合っていたら、今からだを持ってここにきている甲斐がないのです。からだは、いずれ捨てていかなければならないものなのですから、今、今回持ってきたからだを、大事にするしかないですよね。そこで、何ができるのか、そこで、何を受けとめるのか。それは今しかできないことです。

健康とか美容に関しては、消費社会によって歪められた情報でない限りにおいては、重要だと思います。自分のからだに興味を持つというのは、悪いことではありません。ただ、今氾濫している情報のほとんどが、どのように商品化するのか、ビジネスにするか、ということをベースにしているので、本当に女性が自分にとって必要な情報を選びぬくということはなかなか困難になっていると思います。

女性が美しくなろうとすることはとても大切なことだと思います。女性はみな、化粧品にずいぶんお金を使わされていますが、そのへんは本当に難しいですよね。何が真に良いものかというのが、なかなか見分けがつけられない高度消費社会になっています。

自分のからだをよい状態にする

先ほど、自分のことばかり話すお年寄りが増えている、と書きましたが、それは若い女性も同じです。やっぱり、何か不安なのです。自分は本当は誰にも受けとめられていないんじゃないか、とか、自分がもっとアピールしておかないと自分のことを無視されてしまうのではないか、とか、みんなに「いいよ」と言ってほしい、とか。そういう気持ちはもちろん私にもあります。みなに「これでいいよ」って言ってほしい、という思いは確かにありますし、周りの人にあからさまに否定されると、やはりつらいものです。

そんななかで、確固たるものとして自分が判断の基準にすべきものがからだの声、からだの経験、というものでしょう。自分のからだを判断の基準にする、そのためにはどうすればいいのか、というと、私はとにかく自分のからだを整えることだけを考えていればいい、と思っています。自分のエゴや気持ちを自分で変えようとするのは、たいへん難しい。ですから、自分のからだをいい状態にする、ということだけを考えるのです。

からだをいい状態にするというのは、本当に具体的に言うと、からだをゆるめるということです。からだにこわばりがあって、均等性がなくなると、そちらに歪みが出てきて、やっぱり言葉にも歪みが出てきますし、感覚にも歪みが出てきます。ですからできるだけやはり均等で、いつもからだに力が入っていない、ゆったりした状態にしておくと、自分を通じて流れるものが流れる、とそういう考え方をしています。

基本的に朝は早めに起きて、ゆっくり時間をとって、自分の状態を見るようにするのはとてもいいと思います。そうして自分のからだをゆるめて、良い状態にする時間を持つと、今日やることとみたいなものは全部わかってくるような気がするのです。わざわざ一日のスケジュールなど確認しなくても、やるべきことは見えてくる。そうやって自分を整えた上で出ていくということを、私自身もつねに意識しています。

こういったことは人によってそれぞれやり方は違うのでしょうが、自分のからだをいい状態に整える、というのはけっこう多くの人がやっていることだと思います。からだを整えるのですから。それがヨガだったり、気功だったり、瞑想だったり、野口整体だったりするのかもしれないですが、自分で自分のからだをいい状態に整える、ということだけが大事で、そういうようなからだにしておけば、自分を通じて流れていくものというのに、非常に敏感になれるのだと思うのです。からだをこわばらせて、こわばったままにしておいてもいいと思っていると、こわばりのままでいくので、方向はずれるように思います。ですから、運動科学総合研究所のやっておられる「ゆる体操」は、自分を整えるためにとても効果的なことだと思います。

そうして自分がいい状態になっていると、そんなに心配しなくても、人は自分のことをわかってくれていると思えるようになります。たとえば、今日あの人に受け入れてもらえるだろうか、とか、仕事は大丈夫か、という心配が少なくなってくるように思います。

私自身もこれまで本当にいろいろな人とのつながりのなかで生かさせていただいて、本当にありがたいことだと思います。私ができるのは私自身をいい状態にすることだけで、私自身を整えていれば、私を使って伝わってくるものを使いたい人が使ってくださるだろう、と思っています。

どんな職業であっても自分の役割というのはあるはずで、その役割を果たすという気持ちに意識的になれているのかどうか、ということだと思うのです。ただ今は、こういう都会の生活になっているので、どんどんからだが自然から乖離《かいり》していくことで、人はますますそういう意識を持ちにくくなっているというのは確かだと思います。

いつもよい経験に戻っていける

自然の中に自分がいるということが当たり前のような生活をしていた人のほうが、やっぱり強いのです。いざというときに。本質というのはああいうものなのだ、というのがわかっていますから。自分をいい状態にすればいい、といっても、そのためには自分が、どういう状態がいい状態なのかというのを、知っている必要があるのですよね。それは自然に囲まれた生活をしていたころの人間というのは、自《おの》ずからわかっていたことだと思うのです。

自分にとってどういう状態が一番よい状態かがわかっていると、人間は一番強い。やっぱりそこで、私がこだわる出産経験というのが出てくるわけです。自分にとっての一番いい経験というのは、英語でエンライトメントというようなものです。日本語で言うと「悟り」となってしまうのでちょっと変なのですが、やっぱり光をパアッと感じるような経験です。ですからそれを総合して、自分で、ああ、これが一番いい状態なのだなあ、というのがわかるのです。それは、出産を通じて、たとえば自然な出産のときに一番、多くの人が感じていると思えます。

光が感じられて「ああ、気持ちがいい」という状態です。臨死体験なんかもそうですね。ランナーズハイも、走っていると途中で天井が取れてしまったような気持ちになって、すごく爽快な中を走ってくるといいます。そういう状態だとあっというまに恋に落ちるといいます。マラソンをしている人たちは、マラソンしている同士で、けっこう、盛り上がってしまったりするようです。

ある種のドラッグなどもそういう経験を求めて使われるのですが、それはやはり、人間が自然な経験で得たものよりも、非常にいびつなかたちで効果が出てくるものです。本当は自分のからだの中にも、そういう薬物と同じようなものがすでに存在するので、それでハイになったほうがよっぽど楽しいわけです。でも人間というのはやはり、そういう経験を手軽に求めずにはいられなくて、求めてしまうのだと思います。

おそらく昔の生活というのは、そういう経験の連続で、人生のすべての段階が、光につつまれているような生き方だったのではないかと思います。ただ今は、それが本当に愛でられなくなったので、ひとつひとつつぶされていったのですが、それでもやっぱり出産にはそれが残っていると思うのです。

ですからいい出産を経験すると、そこで自分がいつもそこに帰っていける、というのはそのことです。また月経のたびに、それを意識することもできる。その軸を意識することによって、自分をスウッといい状態にしやすい。女性はそういうトレーニングを毎月できるのですから、自分のからだのいい状態というのは男性よりもわかりやすいのです。女性の力というのは、天地と通じる、土着の力だともいうことができると思います。

女性性が男性を導く

男性は、ではどうしたらいいのでしょう、とよく言われますが、私は女性なので、よくわかりません。基本的に男性というのは、女の人に助けられればいいのではないか、と思っています。ゲーテも『ファウスト』の中で「永遠の女性なるもの、われらを高く導く」と言っていますが、男性は本当に女性に導かれていくというところが強くあると思います。女性にゆだねる勇気を持つのがいいのではないでしょうか。

女性の側も、ゆだねられるだけの度量をもともと持っていたわけです。さまざまな経験を通じて、本当に受けとめる力というのがつくようなからだになっていたわけなのですが、今はどの経験も機能していないので、女性がまったく受けとめられない。ですから男性ももうおぼれる寸前のようになってしまっています。どちらももう全然、地に足がついていないのです。

やっぱり身体性にしても、どちらからよくしていくかというと、女性からよくしていかないとだめなのではないでしょうか。女性の側がよくなると、男性がよくなってくるはずです。私は男性ではないので男性がどういうふうにすればいいのかはよくわからないのですが、まずは、女性が要《かなめ》だと思っています。

男性は伝統的に、女の力を抑えたことでしょう。というのも、やはり女性のからだの可性というのはすごいものですから。ですからやっぱり抑えつけようとする伝統も出てきたし、男性の側は自分たちが力を持ったときに、女性がそういう力を発揮できないようにする仕組みを、意識的にも無意識的にもたくさん作ってきたように思います。近代という装置は男性主導のものですから、女性の力が出てしまわないように、抑えてあるのです。そこにはどこか、畏怖《いふ》もあってそうしているわけです。

そんな女性のからだの力に女性自身が気づいていません。特に日本人は、昔はすぐれたからだを持っていたのに忘れるのが早いですね。自分たちが受け継いできた大切な知恵を、ちょっとの間にすっかり忘れてしまいました。そして今、次の世代に受け継いでいくものを何も持っていません。同じアジアでも、インドや中国の人は、海外で暮らすようになっても、もっと自らの文化にこだわりますし、インド人は、たとえば、わたしたちがきものを捨てたように、サリーを捨てるようなことはぜったいしないでしょう。

日本はこのまま放っておくと、女性がだめになって、男性もだめになって、子どもたちもだめになって、根を失ってしまいそうです。まず、女性が自らのからだの持つ力について、今一度気づいていきたいものです。

おわりに

この本を読んでくださったあなたはおいくつくらいでしょうか。わたしは現在、四十代半ばです。からだの知恵について意識できなくなった、七十代から数えて二世代目です。私たちの世代は、いろいろ気づき、考えた一部の人たちは、大きく変わっていくかもしれませんが、世代全体として一挙にからだの知恵を取り戻す、ということはできないのではないか、と考えています。お産の経験にしても、今の二十代、三十代の方たちのお産の経験がすべて、世代として急に、気づきに満ちたすばらしいものになる、ということも、おそらくないでしょう。

なぜなら、気づいたからといって、人間は、すべてを経験できる、とは限らないのです。そういう意味で、私たちの世代は、全体として、もうそんなに変わらないかもしれない、と思っています。でも、自分ができないから、といってがっかりすることはありません。それぞれが、限りある世代と社会の制約の中で生き、しかし、そこで学んだすばらしいことは、次の世代が経験できるように道を整えていくことが、今の私たちにできる重要な役割でしょう。今のままの女性のからだを、そのまま次の世代に継いでいく、ということはしたくないものです。今から育っていく幼い人、少女たちには、新しい希望を語りたいものです。
この本で取り上げたことは、科学的な根拠のあること、あるいは、ただ、私の気づきに過ぎないこと、が混じっています。それらが今後、いっそう多くの方の手を経て、洗練され、次の世代に希望として渡されていくことを望んでいます。私もまた、その作業にこそ、たずさわっていきたい、と思っています。この本で取り上げたことで、何か気になったことがあれば、そのことについて、考えつづけていただいて、それを次の若い世代に伝える、という作業に一緒に関わっていただければ、こんなに嬉しいことはありません。

この本では、助産婦、看護婦、という呼び方を使いました。現在、法律上の名前は「助産師」、「看護師」になっていますが、多くの人にとって、「助産婦さん」「看護婦さん」という呼びかけは、いのちある言葉だと思います。法律が変わっても、この親しい呼びかけは変わりません。ですから、この本では、敢えて「助産婦」で通していることをご了承ください。

この本は多くの方との出会いを通じて出来上がったものです。初めて私に書く場を与えてくださった高木貴美子さん、私を出版の世界につなげてくださった宮迫千鶴さん、この本のきっかけとなった鼎談を企画してくださった藤原良雄さん、数え切れない助産婦さん、産科医の先生方、お産の場に関わっておられる日本とブラジルの友人たち、多くの女性たち、私の気づきを未来につなげるひとつの形にしてくださった高岡英夫先生、神津圭子さん、に心からお礼申し上げます。ありがとうございました。

最後になりましたが、この本の企画は光文社新書編集部の若い女性編集者、草薙麻友子さんが二年近くあたためてくださっていたものです。なかなか筆の進まぬ私をいつも受けとめ、待っていてくださいました。見事な産婆ぶりで、私は草薙さんと呼吸を合わせ、やっとこの本を産みだすことができました。この本は、草薙さんの忍耐と、編集長、古谷俊勝さんの「遅れてもかまわないから、書きたいものを」と言ってくださった励ましなしには、とてもかたちになりませんでした。あらためて、心からお礼申し上げます。本当にありがとうございました。

参考文献

赤松啓介著『夜這いの民俗学』明石書店、一九九四年
赤松啓介著『非常民の性民俗』明石書店、一九九一年
ルドルフ・V・アーバン著、片桐ユズル訳『愛のヨガ』野草社、一九八二年
野口晴哉著『女である時期』全生社、一九九三年
イヴァン・イリイチ著、玉野井芳郎訳『ジェンダー　女と男の世界』岩波書店、一九九八年
三角寛著『サンカ社会の研究』現代書館、二〇〇一年
齋藤純一編『親密圏のポリティクス』ナカニシヤ出版、二〇〇三年
Kahlil Gibran "The Prophet" Lb May & Assoc Inc. 1996
神谷美恵子著『ハリール・ジブラーンの詩』角川書店、二〇〇三年
毛利子来著『赤ちゃんのいる暮らし』筑摩書房、一九九〇年
三砂ちづる著『昔の女性はできていた』宝島社、二〇〇四年
高岡英夫著『極意と人間』ＢＡＢジャパン、二〇〇〇年
高岡英夫著『体をゆるめると必ず健康になる』マキノ出版、二〇〇三年
ゲーテ著、高橋義孝訳『ファウスト第一部』新潮社、一九六七年
高岡英夫・三砂ちづる著『女性は毎月生まれ変わる』ビジネス社、二〇〇四年

※「大和撫子のからだづくり教室」の問い合わせ先……運動科学総合研究所
住所：東京都文京区本郷三―一九―四　本郷大関ビル七階　電話：〇三―三八一七―〇三九〇
ＵＲＬ：http://www.undoukagakusouken.co.jp

三砂ちづる（みさごちづる）

1958年山口県生まれ。'81年京都薬科大学卒業。'99年、ロンドン大学PhD（疫学）。ロンドン大学衛生熱帯医学院研究員およびJICA（国際協力事業団、現・国際協力機構）疫学専門家として約15年、海外で疫学研究、国際協力活動に携わる。2001年1月より国立公衆衛生院（現・国立保健医療科学院）疫学部に勤務、2004年3月まで応用疫学室長を務める。2004年4月より、津田塾大学国際関係学科教授。専門はリプロダクティブヘルス（女性の保健）を中心とする疫学。著書に『昔の女性はできていた』（宝島社）、訳書に『パワー・オブ・タッチ』（メディカ出版）など。

オニババ化《か》する女《おんな》たち　女性《じょせい》の身体性《しんたいせい》を取《と》り戻《もど》す

2004年9月20日初版1刷発行
2005年3月25日　12刷発行

著者 —— 三砂ちづる
発行者 —— 加藤寛一
装幀 —— アラン・チャン
印刷所 —— 堀内印刷
製本所 —— 関川製本
発行所 —— 株式会社光文社
東京都文京区音羽1　振替00160-3-115347
電話 —— 編集部03(5395)8289　販売部03(5395)8114
業務部03(5395)8125
メール —— sinsyo@kobunsha.com

 ISBN 4-334-03266-4